Ashish Mehta
Gela Brüggemann

DER GLÜCKSVERTRAG

systemed

Impressum:

©2012 systemed Verlag, Lünen. Alle Rechte vorbehalten. Nachdruck, auch auszugsweise,sowie Verbreitung durch Film, Funk und Fernsehen, durch fotomechanische Wiedergabe,Tonträger und Datenverarbeitungssysteme jeglicher Art nur mit schriftlicher Genehmigung des Verlages.

ISBN: 978-3-942772-14-3
Druck: Offizin Andersen Nexö Leipzig, Zwenkau
Umschlaggestaltung: Hauptmann & Kompanie Werbeagentur, Zürich
Satz: Guter Punkt, München nach einem Layout von Hauptmann & Kompanie, Zürich
Fotografie (Cover und Buchinnenseiten): Nanine Renninger, Hamburg
Drehort Video: Elbstrand, Hamburg

Ashish Mehta
Gela Brüggemann

DER
GLÜCKS
VERTRAG

Das 21-Tage-Programm – Ein glückliches Leben
in Balance dank einer Formel aus
Psychologie und fernöstlicher Heilkunst

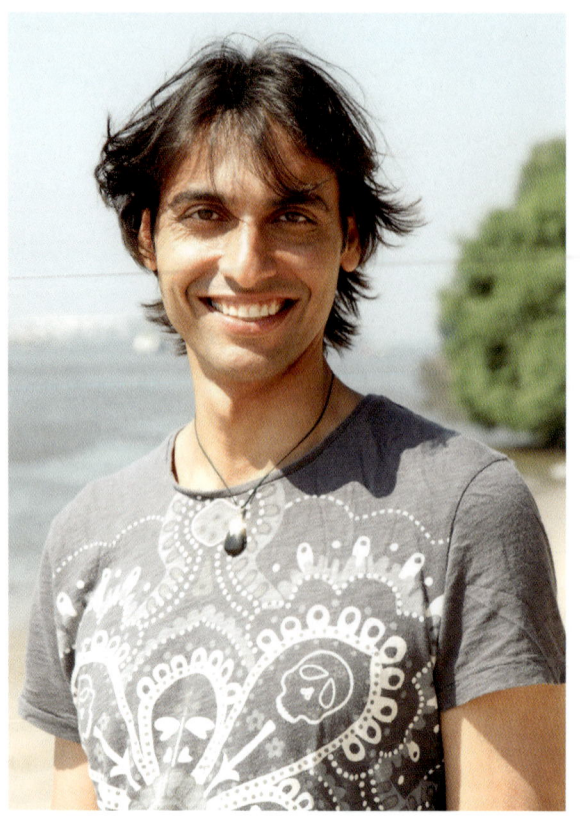

Ashish Mehta wurde 1974 in Dehra Dun, Indien, geboren. Bereits mit elf Jahren unterrichtete sein Vater ihn in Hatha Yoga und bereiste mit ihm viele heilige Orte wie Haridwar, Rishikesh, Gangotri, Badrinath und Nepal. 1996 führte sein Weg nach Bombay, wo er zunächst als Schauspieler arbeitete. So sehr er den Beruf liebte, verspürte er doch ein starkes Bedürfnis, seine Spiritualität ebenfalls auszuleben. Workshops und Seminare über Feng Shui, Prana Heilung, Massage, Hypnose und Heilung folgten. 2003 lernte er in Indien die Mutter seiner beiden Kinder kennen – eine Deutsche – und so landete er 2005 in Bielefeld und später in Hamburg. Seitdem unterrichtet Ashish Mehta Yoga auch in Deutschland (Pantha Hatha Yoga), veranstaltet Meditationsworkshops und Ausbildungskurse mit unterschiedlichen Schwerpunkten. In seiner Freizeit liest und tanzt er gern.

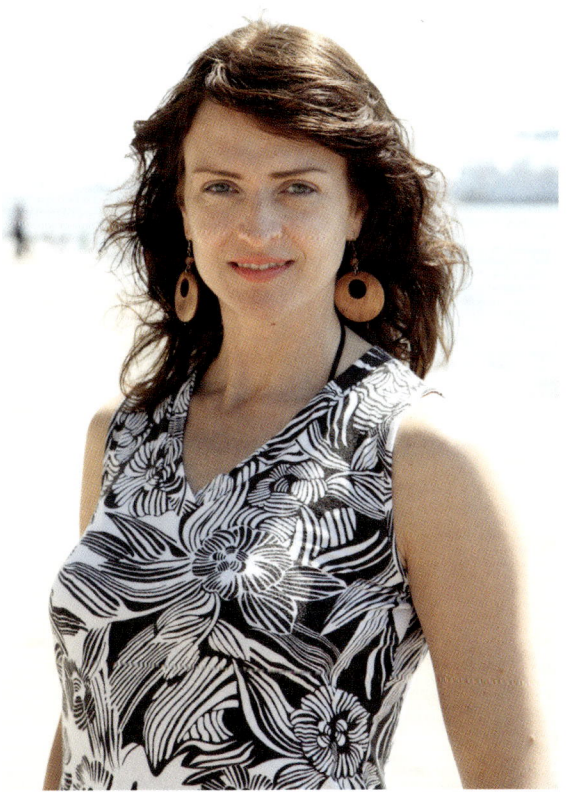

Die Autorin **Gela Brüggemann** wurde 1975 in Norden, Ostfriesland, geboren. Nach einjährigem Auslandsaufenthalt in den USA, studierte sie in Hamburg Sprachwissenschaften und absolvierte ein Redaktions-Volontariat.

Auf Ihrer Referenzliste als Redakteurin stehen Zeitschriften wie Healthy Living, Brigitte, Brigitte Balance und Vital, aber auch für Design Agenturen, Online Portale und den NDR Hörfunk hat sie rund um das Thema Gesundheit publiziert. Ihr Ernährungsratgeber »Warum Diäten scheitern«, (GU), ist 2006 erschienen. Gela Brüggemann ist Mutter eines Sohnes und begeistert sich für Reisen, Fotografie und Kampfsport.

»Der Glücksvertrag«

von Ashish Pantha Mehta
und Gela Brüggemann

Glücklich in 21 Tagen. Klingt wie ein unmögliches Versprechen? Ist es aber nicht.

Dieses Konzept macht in drei Wochen keinen neuen Menschen aus Ihnen, und das ist auch nicht nötig. Alles, was Sie brauchen, um glücklich zu sein, steckt bereits in Ihnen. Dieses Buch liefert vielmehr das Werkzeug, dieses Glück zu entbergen und vor allem zu nutzen.

Es richtet sich in erster Linie an Menschen, die das Gefühl haben, dass es im Moment irgendwie nicht so gut läuft. Vielleicht musste gerade eine persönliche Krise überstanden werden, eine Trennung, eine finanzielle Katastrophe. Vielleicht haben Sie erkannt, dass der Stil, mit dem Sie Ihr bisheriges Leben bewältigt haben, nicht unbedingt der erfolgreichste war.

»Der Glücksvertrag« ist ein Konzept aus Psychologie, Yoga und fernöstlicher Heilkunst. Wir betrachten, was bisher geschah, räumen auf, innen und außen, kräftigen Geist und Körper mit Yoga, fernöstlichen Heilmethoden wie Akupressur und Selbstmassagen, Meditation und Ernährungstipps. Auch um das Zuhören geht es in diesem Buch – sich selbst zuhören. Denn nur so werden Sie eine Entdeckung machen, die Sie so sicher wie nichts sonst auf dieser Welt ins Glück führt: das Navigationssystem Ihres Herzens – unsere innere Stimme.

Innerhalb dieser drei Wochen werden Kopf und Körper eine Menge lernen. Studien aus der Rehabilitationsmedizin belegen, dass es nur knapp 21 Tage dauert, bis der Körper Stress ablegt und neu programmiert werden kann. Glück kann man nämlich tatsächlich lernen. Ein wichtiger Leitsatz schon vorab: Schauen Sie nicht auf den Nachbarn oder die Kollegin, nicht einmal auf die beste Freundin und wie die ihr Glück schmieden. Nutzen Sie die Energie, die Ihnen zur Verfügung steht, um sich auf Ihren persönlichen Glückspfad zu begeben. Und Sie werden das größte Geschenk entgegennehmen, das Sie zeitlebens erwarten können. Die Fähigkeit, sich selbst und andere glücklich zu machen.

»Wenn Du glücklich sein willst – sei es.«
Für unsere Familien

Inhalt

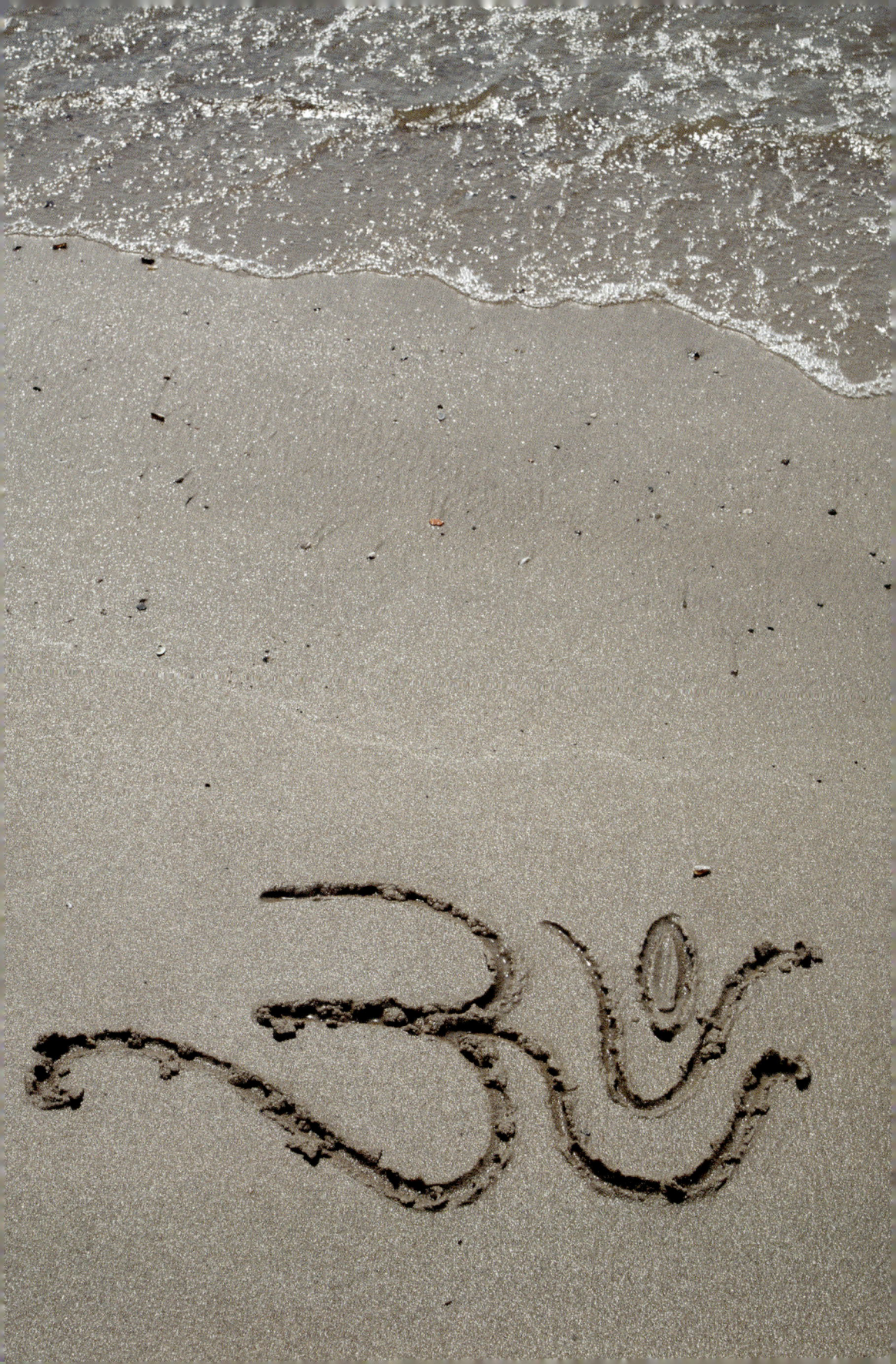

Von Bollywood an die Elbe

Alles begann in den 1980er-Jahren in Indien, Dehra Dun.

In einem kleinen Hinterhof stehen Menschen mit ratlosen Gesichtern um ein Auto herum. Es springt nicht an. Der Familienvater hat einen wichtigen Termin am anderen Ende der Stadt. Wenn es gut läuft, ist damit die finanzielle Misere der Familie beendet. Dem Auto ist das egal. Freunde und Nachbarn versuchen zu helfen, doch nichts passiert.

Aus einem Hauseingang beobachtet ein kleiner Junge die Szenerie und die Verzweiflung in den Augen seines Vaters. Er spürt die Verzweiflung geradezu körperlich und fleht um Hilfe. Schließlich setzt er sich ans Steuer und dreht den Schlüssel im Zündschloss um. Das Auto springt an. Die Menschen in dem Hinterhof jubeln, werfen den kleinen Jungen hoch in die Luft und feiern das Ereignis wie einen Lottogewinn. Die Geschichte spricht sich herum.

Ein paar Jahre später erkrankt die Schwester des Jungen schwer, windet sich in Fieberschüben und Schüttelfrost. Vor knapp 30 Jahren waren Ärzte nicht einfach zu finden in Dehra Dun. Der Bruder legt seiner geliebten Schwester die Hände auf, betet für sie, mischt ihr einen Tee und weicht nicht von ihrer Seite. Am nächsten Tag ist sie wieder gesund. Von nun an war er berühmt, als der kleine Junge, der das Auto und seine Schwester gerettet hat.

Warum auch immer er in diesen beiden Situationen helfen konnte, ist nicht relevant. Viel wichtiger ist die Tatsache, dass Ashish Pantha Mehta seine Bestimmung gefunden hatte, nämlich heilen und helfen zu wollen.

Familie und Freunde konsultierten ihn von nun an regelmäßig. Ob Kopfschmerzen, Asthma, Hauterkrankungen, Albträume oder andere Sorgen – man suchte seinen Rat. Er war damals 16 Jahre alt.

Mit Spiritualität und Yoga ist er aufgewachsen. Sein Vater unterrichtete ihn bereits als kleines Kind in indischer Heilkunst und bereiste mit ihm die heiligen Stätten der Umgebung. Haridwar, wo laut Hinduismus die himmlischen Wasser in den Ganges fließen, Rishikesh, von wo aus Pilger nach Gaumukh zur Quelle des Ganges wandern, und vieles mehr. So verbrachten sie Wochen gemeinsam in spiritueller Hingabe. In tiefer Dankbarkeit soll dieses Buch deshalb vor allem J. S. Mehta gewidmet werden.

Ashish war kein klassischer Teenager. Während andere Jungs seines Alters Fußball spielten, bot er seine Künste als Hellseher der Prüfungsergebnisse an. Schon als Grundschüler zog er sich gern früh

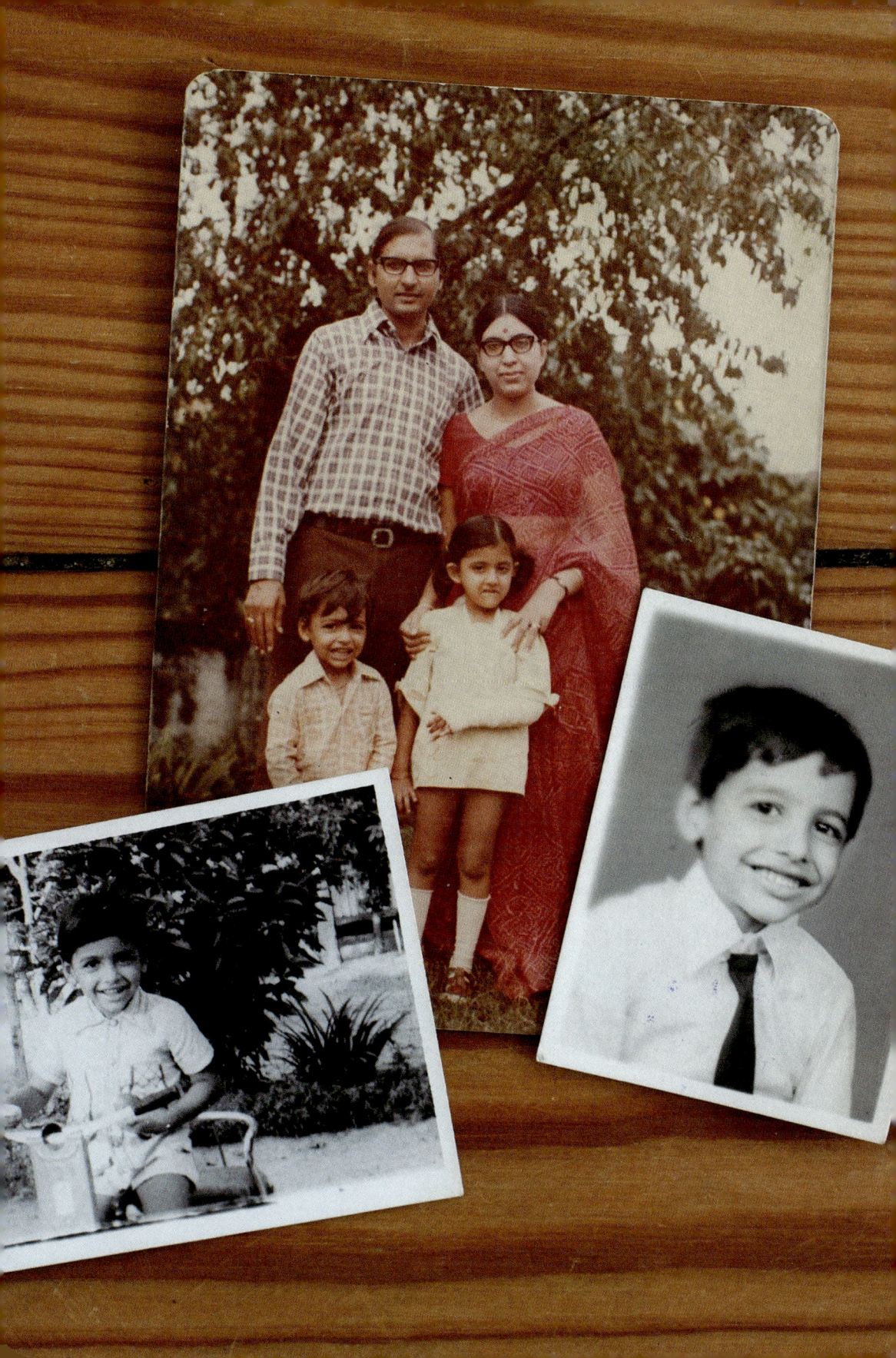

morgens zum Meditieren zurück. Wenn andere Jugendliche in die Disko gingen, kleidete er sich in eine Dhoti (Yogagewand) und meditierte. Sein Vater begrüßte sein großes Interesse für die Spiritualität sehr und empfand seine Mission als geglückt. Schließlich führte sein Weg nach Bombay. Denn neben Yoga und Heilkunst faszinierte ihn auch ein völlig anderes Thema: die Schauspielerei. Er ging an die Schauspielschule und wurde bald ein bekannter Seriendarsteller in Bollywood. Interessante Angebote für große Musicals und Shows folgten, doch Ashish engagierte sich immer nur so weit, dass noch genügend Raum für die Spiritualität blieb.

Er lernte in dieser Zeit in Bombay viele Menschen kennen, sowohl aus dem Showbusiness als auch aus der spirituellen Szene, und macht eine Entdeckung, die seine Zukunft entscheidend prägen sollte: Diejenigen, die Spiritualität nicht zu verbissen praktizieren, sind glücklicher, als die, die sich streng an ihre Rituale hielten. Menschen brauchen beides: Leichtigkeit und Disziplin.

Von nun an begann er einen eigenen Heilplan zu kreieren: das Pantha Hatha Yoga (Sanskrit »Pantha« – der Pfad). Eine ausgewogene Verknüpfung von lustvollem Leben und sanfter Organisation. Denn ohne ein bisschen Disziplin können wir Menschen nichts verändern. Weder uns noch die Welt um uns herum. Es geht bei diesem Plan eher darum, dem Leben ein bisschen mehr Format zu geben, als mit militärischer Disziplin eine 180-Grad-Wende vornehmen zu wollen. Das würde auch nicht funktionieren – oder nur in den seltensten Fällen, denn unser Körper hat einen ganz eigenen Rhythmus, unsere Umwelt, insbesondere Veränderungen in unseren Gewohnheiten, umzuprogrammieren, nach und nach zu manifestieren und schließlich zu unserem neuen Selbst zu machen.

Dieses Buch möchte Sie an die Kernfähigkeiten zum Glücklichsein heranführen: Nach dem großen Aufräumen, psychisch wie auch praktisch, geht es daran, Gelassenheit, Klarheit, Motivation, Stabilität und Energie zu gewinnen. Für manche dieser Säulen des Glücks ist es notwendig, alte Gewohnheiten langsam durch neue, effektivere zu ersetzen beziehungsweise mit einer anderen Perspektive zu betrachten. Ein Schlüsselproblem auf dem Weg zum Glück ist die richtige Einstellung zum Thema Disziplin. Ein Bild aus der Natur macht die geheimnisvolle Macht deutlich: Wenn der Frühling den Winter ablöst und die ersten Knospen bersten, widmet sich jedes Blatt, jede Zelle, jede

Blüte hingebungsvoll dem Auftrag, den der Masterplan der Evolution vorgesehen hat. Mit großer Selbstverständlichkeit wird so mithilfe spektakulärer biochemischer Prozesse aus einer grauen, kahlen Winterlandschaft ein bunter, duftender, vor Energie strotzender Frühling. Der Unterschied zu Veränderungsprozessen bei uns Menschen: In der Natur wird der Akt der Entwicklung und die dafür notwendigen Handlungen nicht hinterfragt. Denn jede beteiligte Zelle folgt ihrer Aufgabe voller Vertrauen und Hingabe. Somit fehlt der Natur etwas, was uns Menschen leider allzu oft im Weg steht: Unsicherheit.

Wir kennen diesen Widersacher nur zu gut. Manchmal tarnt er sich als Angst, als innerer Schweinehund oder ganz banal als Müdigkeit. Doch manchmal ist er auch ein grandios guter Berater: wenn wir uns zu übernehmen drohen, vor falschen Freunden gewarnt werden sollen oder riskante berufliche Entscheidungen überdenken müssen. Das Geheimnis, sich auf dem Pfad zum Glück nicht zu verirren, liegt darin, ihn zu erleuchten. So können wir das Gesicht der Unsicherheit erkennen und ihr Erscheinen wie einen Wegweiser lesen. Das Licht, mit dem wir diesen Pfad erleuchten, ist fragil, zart wie Kerzenschein und doch immer ausreichend. Nur müssen wir es vor den Stürmen des Alltags schützen, damit es uns beständig leuchten kann. Aus was besteht dieses Licht,und wie bringe ich es dazu, zu leuchten? Ein einfaches bildliches Wortspiel hilft dabei:

L-ICH-T

Ich. Das Licht, das uns leuchtet, sind wir selbst. Je mehr wir in unserer Mitte, also unserer Bestimmung nahe sind, je sicherer sind wir auf dem richtigen Weg.

Es gibt zwei sehr wichtige Ereignisse im Leben eines Menschen. Das erste ist die Geburt. Das zweite ist der Tag, an dem wir verstehen, wofür wir geboren sind.

Herkunft unbekannt

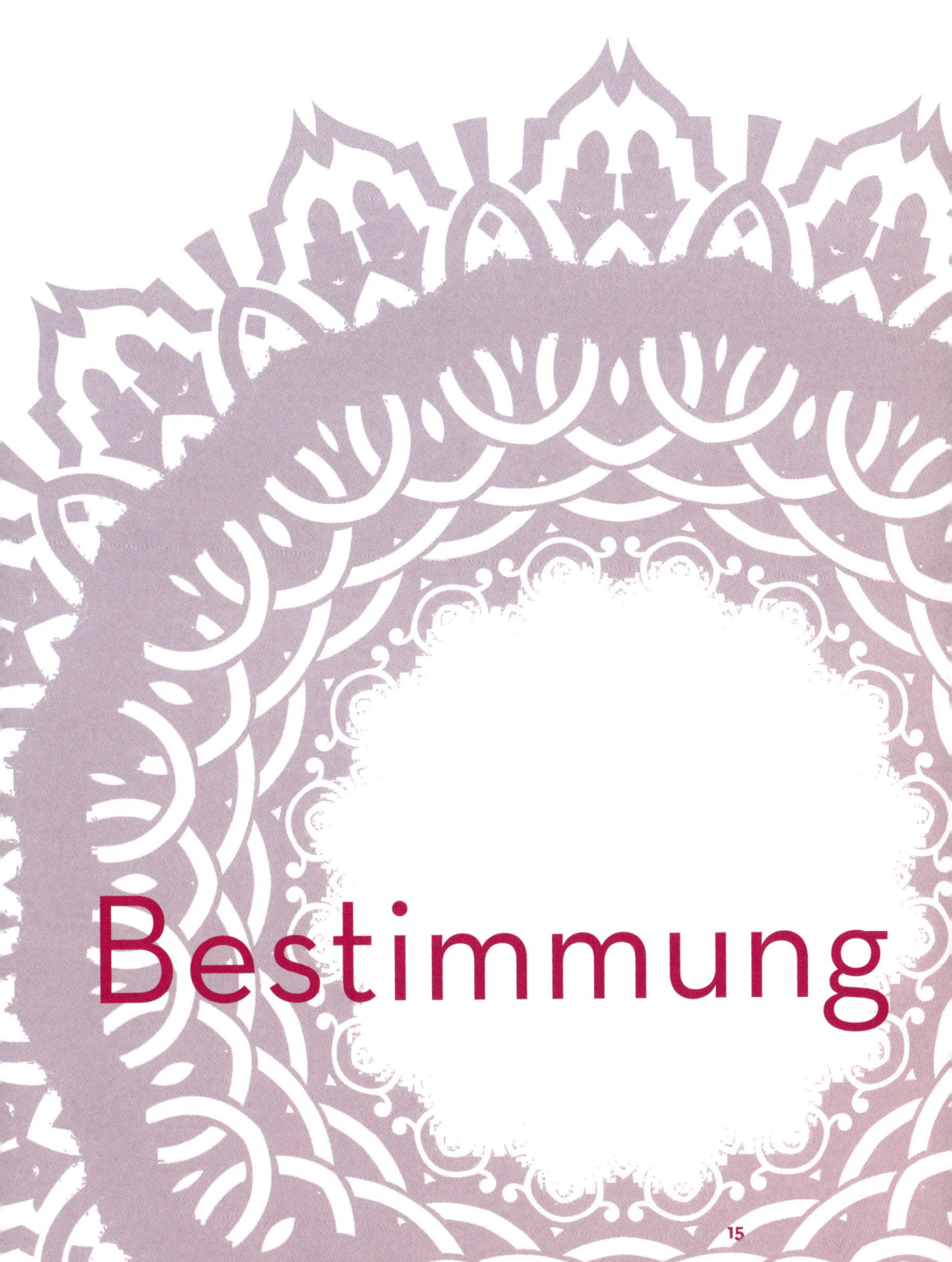

Bestimmung

Der Tag der Entscheidung

Ein großer Tag wartet auf Sie und ein Leben, das viel mehr Ihrer Natur entspricht als Ihr vorheriges. Vielleicht sind Sie ein bisschen aufgeregt. Keine Sorge, alles, was passieren wird, ist gut. Freuen Sie sich darauf, in den nächsten 21 Tagen geht es einzig und allein um Sie und darum, was das Beste für Sie ist.

1. Der richtige Zeitpunkt

Am effektivsten starten Sie das Projekt Glücksvertrag, indem Sie sich einen Tag in naher Zukunft aussuchen, an dem Sie Ruhe haben werden. Vielleicht können Sie Ihre Kinder bei den Großeltern abgeben, Partner oder Partnerin ins Kino oder zu Freunden schicken.

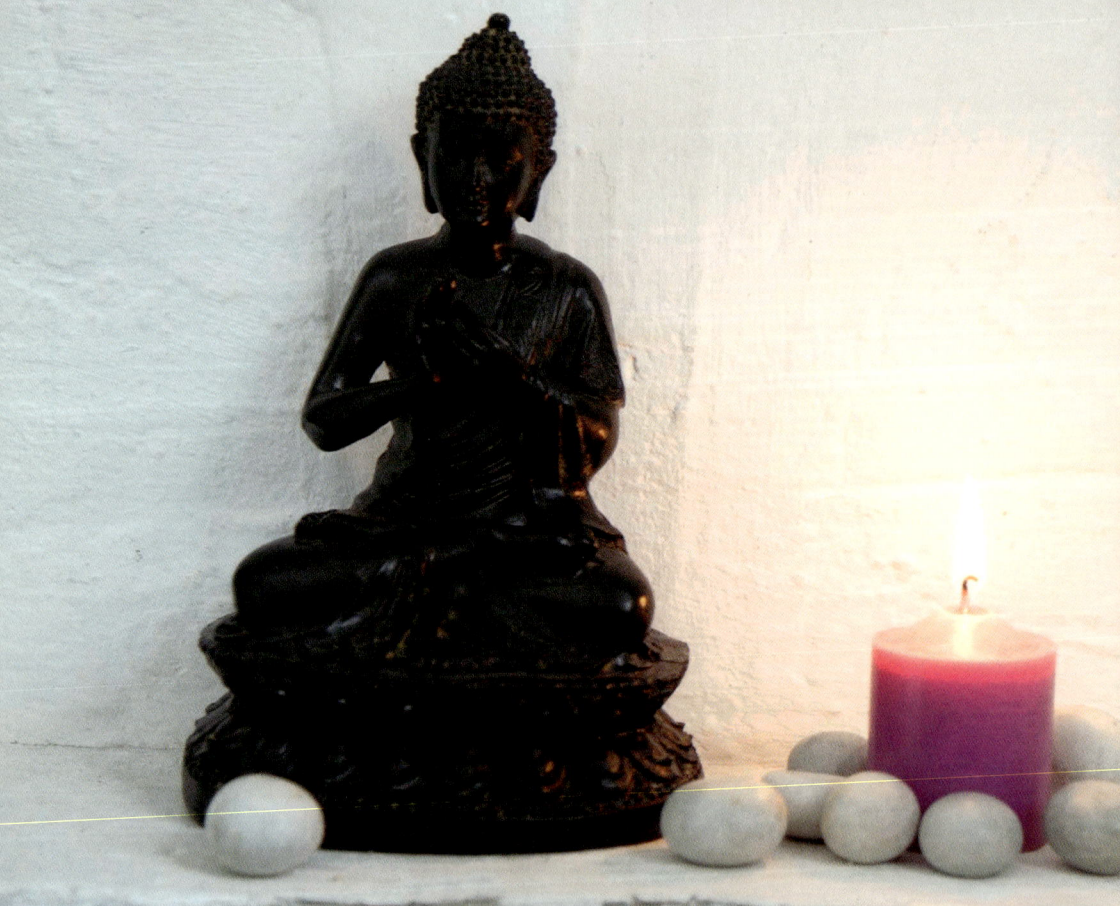

2. Die zweite Haut

Um sich an diesem Tag und allen weiteren Momenten, in denen Sie sich dem Programm widmen, wohl zu fühlen, können Sie sich ein Lieblingssportoutfit zurechtlegen. Wenn Sie kein Geld ausgeben möchten, nehmen Sie einfach Ihre Lieblingssportkleidung. An den Tagen, an denen nur geistig gearbeitet wird, brauchen Sie keine besondere Bekleidung, es reichen Wohlfühlklamotten.

3. Die unvergleichliche Eine

Hinter diesem wohlklingenden Namen verbirgt sich ein heißer Geheimtipp: Tulsi Tee. Im Tulsi-Kraut ist laut hinduistischer Mythologie die Glücksgöttin Lakshmi wiedergeboren. Die Phytostoffe des Tees entspannen Herz und Nerven, spenden Energie der Liebe und Hingabe, heißt es (Reformhaus, 100 Gramm ca. 4 Euro)

4. So klingt das Glück

Vielen Einsteigern hilft es, bei Yoga und Meditation Entspannungsmusik zu hören. Tipp: Gandharva Veda, indische Instrumentalmusik.

5. Der Altar Ihres Lebens

Um die Momente der Ruhe leichter und schneller einläuten zu können, hilft es, wenn Sie sich einen festen Platz in Ihrer Wohnung einrichten, an dem Sie von nun an sein möchten, wenn Sie meditieren. Eine kleine Holzbank oder ein Tischchen könnten als Altar dienen. Vielleicht stellen Sie dort eine Kerze auf. Wenn Sie den Effekt intensivieren wollen, nehmen Sie am besten eine Lavendelkerze, denn Lila ist eine der wichtigsten Heilfarben fernöstlicher Heilkunst. Sinnvoll ist außerdem eine Postkarte oder ein Bildnis von der Glücksgöttin Lakshmi und Gott Ganesha, der motivierende Energien freisetzt.

Alles beginnt mit der Sehnsucht.

Nelly Sachs, deutsch-schwedische Dichterin

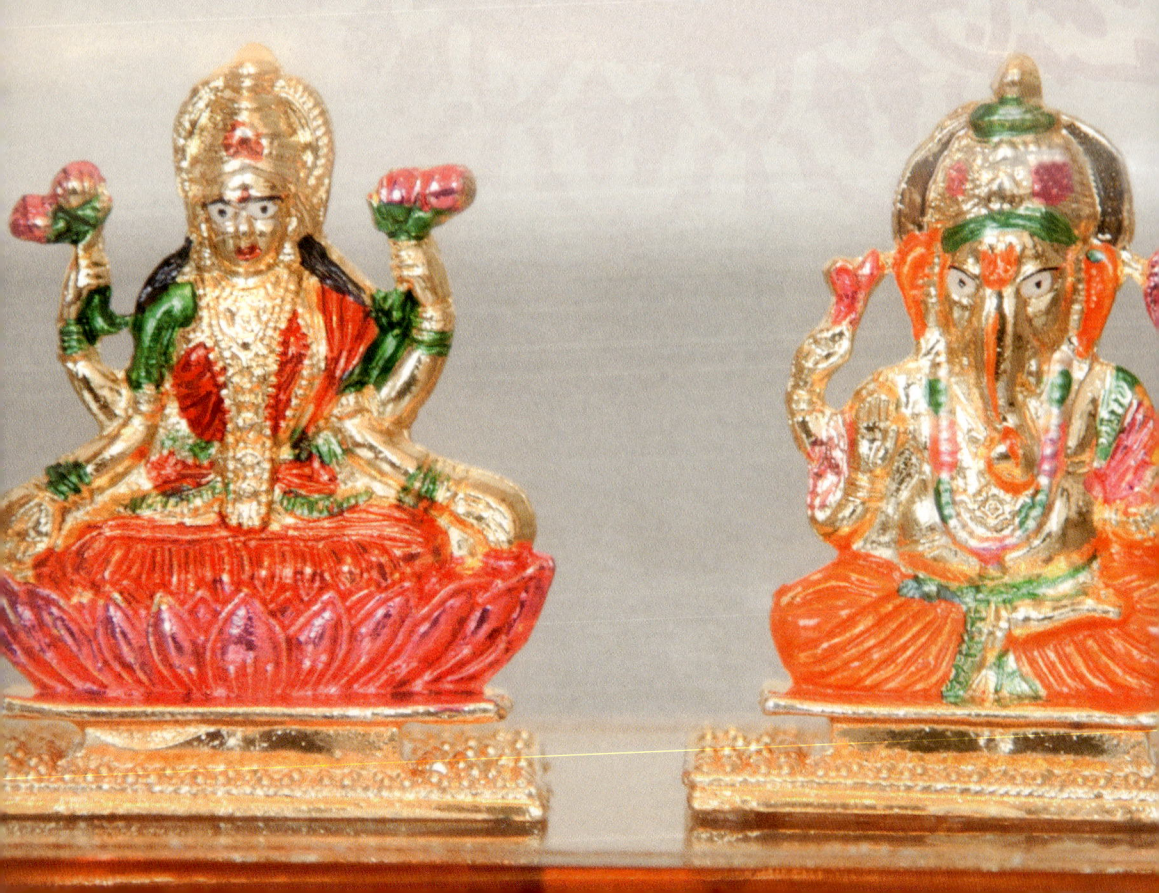

WOCHE 1

TAG 1

Am ersten Tag des Programms geht es zunächst darum, eine Grundordnung herzustellen, um alles, was Sie von Ihrem Ziel glücklich zu werden ablenken könnte, zu erledigen. Der Tag steht ganz unter dem Motto »To-do-Liste abarbeiten«.

Am besten schreiben Sie alles, was Sie bisher vor sich hergeschoben haben, auf eine Liste. Es muss gar nicht alles, was am Ende drauf steht, erledigt werden, es reicht, Termine zu machen, sich zu überlegen, wann etwas erledigt werden kann. Verschaffen Sie sich einfach einen guten Überblick. Das können Arzttermine sein, spezielle Besorgungen, Glühbirnen auswechseln, den Dachboden aufräumen, Pfandflaschen wegbringen. Unangenehme Telefonate führen, die E-Mail an die Freundin absenden. Alles was Ihnen hierzu einfällt, können Sie in die Liste eintragen. Versuchen Sie, alles was möglich ist, an diesem Tag zu erledigen, für den Rest können Sie sich einen Termin in der kommenden Woche überlegen, an dem Sie sich gut darum kümmern können. Tragen Sie nicht mehr als zehn Punkte in die Liste ein. Ihr Leben lang werden täglich und wöchentlich Erledigungen anfallen. An diesem einen Tag können Sie nicht Ihr gesamtes Leben für immer aufräumen. Während des Programms wird sich Ihre Einstellung zu alltäglichen Erledigungen jedoch ändern und Sie werden sie nicht mehr als Belastung empfinden. Aber für den Start ist es wie gesagt hilfreich, den Kopf frei zu kriegen.

Dieser erste Schritt ist völlig ausreichend für den ersten Tag. Bitte greifen Sie nicht vor, versuchen Sie nicht bereits weitere Tage des Programms am Tag 1 zu erledigen. Ein wichtiger Bestandteil des Konzepts ist Gelassenheit. Für heute ist es genug. Morgen öffnen wir ein weiteres Türchen Ihres Glückskalenders. Genießen Sie die Vorfreude auf den nächsten Tag und auf den nächsten Schritt, der Sie weiterbringt, an das schönste Ziel Ihres Lebens – sich selbst.

TAG 2

Und weiter geht's. Wir räumen noch ein bisschen auf. Sie glauben gar nicht, wie viele kleine Energieräuber sich laut Feng Shui in Ihrer Wohnung verstecken und was Aufräumen wirklich heißt.

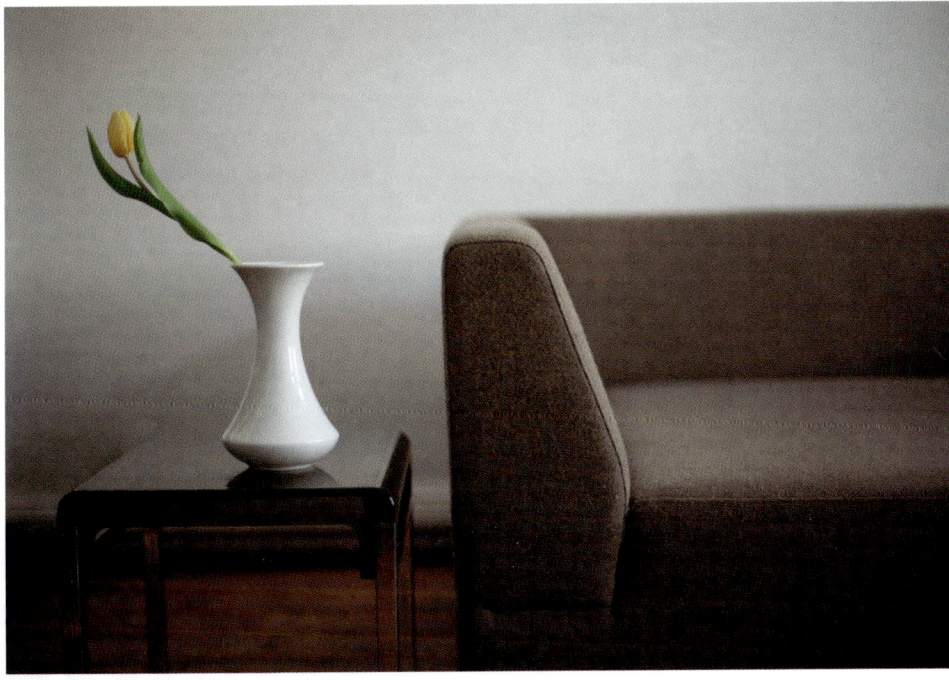

Ordne die Kammern des Seins

Feng Shui ist eine fernöstliche Lehre, die sich mit den Einflüssen von Natur und Umwelt auf den Menschen beschäftigt. Mit diesem kleinen Putzplan ist es schnell getan und hat meistens sogar Spaß gemacht. Oft finden wir beim Aufräumen Dinge, die wir längst vergessen haben, oder stoßen auf Gegenstände, die wir verloren geglaubt hatten. Oft vergessen wir die Zeit um uns herum, während wir in alten Fotokisten wühlen und in Erinnerungen schwelgen. Finden Kinokarten von längst vergessenen Verabredungen, Telefonnummern von alten Freunden, Tagebücher. Die eigenen vier Wände aufzuräumen bedeutet auch immer, unsere Vergangenheit aufzuräumen, ein wichtiger Prozess, um die

Gegenwart genießen und sich auf die Zukunft freuen zu können. Oft sind das die Momente im Leben, bei denen uns bewusst wird, dass wir uns weiterentwickelt haben, dass wir schon eine Menge erreicht haben, dass eigentlich alles gar nicht so schlecht ist. Los geht's:

1. Der Platz der Begrüßung

Ordnen Sie den Platz in Ihrer Wohnung, den Sie als Erstes erblicken, wenn Sie nach Hause kommen. Beispielsweise die Ablage des Garderobenspiegels. Hier sammeln sich oft alte Schlüssel, Nägel, Knöpfe oder Lippenstifte. Versuchen Sie, jedes Teil seinem eigentlichen Bestimmungsort zuzuordnen oder schmeißen Sie es weg. Hintergrund: Wenn Sie als Erstes beim Betreten Ihrer Wohnung einen unaufgeräumten Platz erblicken, erinnern Sie sich während des gesamten Aufenthalts in Ihrer Wohnung unbewusst daran. Ein gedanklicher Energieräuber.

2. Der Lieblingsplatz

Als Nächstes ist die Lieblingssofaecke dran. Oder der Platz, an dem Sie sich am meisten aufhalten, wenn Sie in Ihrer Wohnung sind. Liegen hier Kissen herum, die Sie eigentlich nicht mehr leiden können? Vielleicht hat das Sofa Flecken, die Sie längst entfernen wollten? Versuchen Sie, Ihren Lieblingsplatz so herzurichten, dass er in Ihren Augen aufgeräumt ist.

3. Lieblingsplatz Nr. 2

An welchem Ort in der Wohnung halten Sie sich am zweithäufigsten auf? Am Küchentisch? Versuchen Sie auch hier, keine Kompromisse einzugehen. Die Schale, in der Sie Kleinkram sammeln, raubt Energie. Am besten auskippen und jedes Teil wegsortieren. Und damit am Ende der Woche nicht wieder dieselbe Aufgabe wartet: die Schale im Schrank verstauen, so verhindern Sie, dass sie am Ende der Woche wieder gefüllt ist.

4. Das Bad

Das Bad steht zwar hier erst an vierter Stelle, ist aber nahezu genauso wichtig wie die anderen Plätze. Denn dies ist der Ort der Reinigung. Ihm und den damit verbundenen Ritualen wird in der fernöstlichen Heilkunst sehr große Bedeutung zugeordnet. Wenn Sie eine Badewanne haben, ist das Bad zudem ein wichtiger Ort der Entspannung. Oft sammeln sich in allerlei schönen Dosen und Körbchen Cremes, die nahezu antiquarischen Wert besitzen. Weg damit. Jedes Utensil, das Sie seltener als einmal pro Woche benutzen, hat keinen wirklichen Wert und verschwendet

Platz und Aufmerksamkeit. Stellen Sie sich einfach vor, Sie würden Ihre Wohnung in einer Stunde möbliert an eine Bekannte vermieten – wie würde Ihr Bad aussehen? Warum diesen wohligen Zustand nicht auch für Sie selbst zum Dauerzustand machen?

5. Das Schlafzimmer

Jetzt ist das Schlafzimmer an der Reihe. Und hier vor allem der Nachtschrank. Fotos von lieben Menschen sind hier zwar gut aufgehoben, aber oft mit Sehnsucht, Trauer oder anderen Emotionen verbunden, die uns vom Schlaf abhalten können. Wenn das definitiv nicht der Fall ist, lassen Sie sie stehen. Falls Sie negative Verknüpfungen haben, suchen Sie sich für Ihre Lieben vielleicht besser ein gemütliches Plätzchen auf Ihrem Wohnzimmerregal. Hier sind auch bereits gelesene Bücher besser verstaut als in liebenswerter Unordnung an Ihrem Bett. Nutzgegenstände, wie Ohrstöpsel, Taschentücher etc., am besten in einer Schublade aufbewahren.

6. Der Rest der Wohnung

Und nun geht's ans Feintuning. Am besten schnappen Sie sich einen großen Müllsack. Gehen Sie langsam durch Ihre Wohnung. Betrachten Sie jeden Gegenstand und jedes Möbelstück, das Sie erblicken und achten Sie dabei auf Ihr Gefühl: Habe ich gute Assoziationen mit diesem Bild? Nein? Warum hängen Sie es nicht einfach ab, verstauen es auf dem Dachboden, verschenken es oder verkaufen es auf dem Flohmarkt. Eine Vase von der ungeliebten Schwiegermutter? Zwingen Sie sich nicht, sie aufzustellen. Das ist Ihre Wohnung, nur Sie allein müssen sich wohlfühlen. Überhaupt Gegenstände und Geschenke von Menschen, mit denen Sie kein gutes Gefühl verbinden, haben in Ihrer Wohnung nichts zu suchen. Ebenso wie Dinge, die Sie nicht mehr schön finden, alles, was kaputt ist, was Sie irritiert, an traurige Erlebnisse erinnert, an Fehler erinnert und alles, was Sie weniger als einmal im halben Jahr benutzen. Natürlich nicht, wenn trotz trauriger Erinnerungen Ihr Herz daran hängt. Aber auch für diese Fälle gibt es eine befreiende Alternative: Eine Kiste, die Sie liebevoll beschriften. Hier können Sie Ihre Lieblingsgegenstände sammeln, die als Dekoration der Wohnung ausgedient haben.

TAG 3

Sehr schön, jetzt haben wir eine Wohlfühlatmosphäre aufgebaut. Das entspannt und stellt gleichzeitig mehr Energie zur Verfügung. Wir wollen jetzt einen Blick auf Ihr Leben werfen. Wie sieht das Grundstück Ihres Lebens aus der Vogelperspektive aus? Ist Ihr Garten saftig grün oder eher vertrocknet? Anders gesagt: Wie gehen Sie mit Ihren Bedürfnissen um? Ein kleiner Test wird ein Bild entwerfen, mit dem Sie grob einordnen können, wie es um Ihre momentane Zufriedenheit steht.

Der Spiegel der Wahrheit
Test: Wie habe ich bisher gelebt?

Wenn wir unser eigenes Verhalten betrachten, können wir das immer nur aus unserer eigenen Perspektive. Eine Brille, die durch unsere individuellen Erfahrungen scharf gestellt wurde. Wir sind, was die Bewertung von uns selbst betrifft, subjektiv.

Dieser Test soll ein wenig helfen, die Art, mit der Sie Ihr Leben angehen, etwas objektiver zu betrachten. Was nun folgt, ist kein tiefenpsychologischer Test, eher ein Erkennen Ihrer Gewohnheiten. Mit dieser neu gewonnenen Sehschärfe wird es Ihnen leichter fallen, das richtige Handwerkzeug zum Glück auszuwählen. Denn nur wer seine Defizite kennt, kann sie beseitigen. Nur wer an seinem bisherigen Handeln zweifelt, kann es verändern.

Der Zweifel ist das Wartezimmer der Erkenntnis.

Indisches Sprichwort

A. **Sie haben eine Party gegeben. Die Gäste sind gegangen, das schmutzige Geschirr ist noch da, wann waschen Sie ab?**

  1. Sofort, nachdem die Gäste gegangen sind.
  2. Am nächsten Morgen.
  3. Irgendwann am nächsten Tag.

B. **Ein Warnzeichen im Auto blinkt – Sie sollten den Motor prüfen lassen. Was tun Sie?**

  1. Sofort in die Werkstatt fahren.
  2. Ich mache einen Termin innerhalb der nächsten Tage.
  3. Ich warte wahrscheinlich, bis das Auto einfach stehen bleibt.

C. **Ihre Freundin hat wieder einmal eine Verabredung vergessen und nicht abgesagt. Wie reagieren Sie?**

  1. Wieder einmal? Gibt es bei mir nicht. Ich spreche sie sofort darauf an. Wenn es erneut vorkommt, muss ich handeln.
  2. Ich warte ab, ob es noch öfter vorkommt, dann spreche ich sie an.
  3. Ich trage das Problem schon seit Monaten mit mir herum, habe aber Angst, die Freundschaft zu gefährden, wenn ich es ihr sage.

D. **Seit zehn Jahren wünschen Sie sich einen Urlaub unter Palmen – warum hat es bisher nicht geklappt?**

  1. Stimmt nicht, ich erfülle mir jedes Jahr einen kleinen Traumurlaub.
  2. Das Geld hat nicht gereicht.
  3. Es kam immer irgendetwas dazwischen.

E. **Ich esse jeden Tag mindestens ein frisch zubereitetes Gericht, trinke ausreichend Wasser oder Tee.**

  1. Ja, das stimmt.
  2. Meistens.
  3. Das schaffe ich nur am Wochenende.

F. Ich ärgere mich oft über die Menschen an meinem Arbeitsplatz und in meinem Bekanntenkreis.

   1. Nein, wir haben ein gutes Verhältnis.
   2. Manchmal.
   3. Ja, sehr oft.

G. Ich fühle mich oft einsam.

   1. Nein, ich bin mit meinem Freundeskreis zufrieden.
   2. Manchmal.
   3. Ja, ich brauche dringend noch eine/n gute Freundin/Freund.

H. Ich treibe gern Sport.

   1. Absolut. Ein fest einkalkuliertes Muss in meinem Tagesablauf.
   2. Ich versuche, Sport ein- bis zweimal pro Woche einzurichten.
   3. Manchmal am Wochenende. Aber eher selten bzw. nie.

I. Ich höre oft, dass ich überempfindlich bin und fühle mich verletzlich.

   1. Noch nie gehört.
   2. Manchmal.
   3. Das höre ich oft.

Testauswertung

Typ 1: Ihre Energie scheint auf einem gesunden Niveau zu sein. Familie, Beruf, Freizeit und Partnerschaft befinden sich – mit vielleicht kleinen Schwankungen – in harmonischem Gleichgewicht. So weit alles gut. Vielleicht haben Sie nur zu diesem Buch gegriffen, weil Sie eine akute Krise zu überwinden versuchen oder weil Sie Ihr bereits bestehendes Glück noch potenzieren möchten. Oder es gibt eine Schwachstelle, die Sie sich vielleicht nicht ganz eingestehen wollen oder die unbewusst an Ihnen nagt. Im Laufe des Buches wird auch Vergangenheitsbewältigung betrieben. Sie werden es herausfinden. Sicher können auch Sie den einen oder anderen Geheimtipp entdecken oder einen Weg finden, Ihr Glücksmanagement noch ein wenig zu verbessern.

Typ 2: »Mal so, mal so«, könnte Ihre Devise lauten. Eigentlich sind Sie ganz glücklich, aber irgendwie auch nicht. Es könnte besser sein, aber was kann ich dafür tun? Erkennen Sie sich wieder? Wenn ja: Wir finden es heraus und bald werden Sie spüren, dass Sie viel öfter zufrieden sind als bisher. Möglicherweise sind Ihre Probleme nicht besonders gravierend, aber störend, vielleicht dachten Sie in letzter Zeit öfter über einen Jobwechsel nach oder einen Umzug oder wünschten sich sehnlich einen erholsamen Urlaub. Ihre Energie ist im mittleren bis unteren Bereich. Aber von einem Burnout kann noch keine Rede sein. Damit es gar nicht erst dazu kommt, haben Sie schon den ersten wichtigen Schritt getan: sich ein hilfreiches Buch gekauft.

Typ 3: Sie haben möglicherweise in den letzten Monaten oder vielleicht sogar Jahren in der Zwickmühle gesteckt. Entweder waren Sie in einer sehr kraftraubenden Partnerschaft festgefahren oder beruflich in einer schwierigen Situation. Wahrscheinlich sind bei Ihnen mehrere existenzielle Probleme parallel aufgetreten, sodass Sie es einfach nicht mehr geschafft haben, sich allein aus Ihrer Situation zu befreien. Sie haben bereits an eine Therapie gedacht oder sogar Hilfe dieser Art in Anspruch genommen? Das ist gut. Bleiben Sie dabei. Therapeutische Hilfe können wir nicht ersetzen, aber durchaus positiv begleiten. Was wir zusätzlich für Sie tun können, ist, aufzuräumen, gesünder zu leben, mehr Energie zu bekommen und den Mut zu finden, die Zügel wieder in die Hand zu nehmen. Das Leben, das Sie vor sich sehen, haben Sie in einem Zustand geschaffen, in dem Ihre Energie andauernd sehr schwach war, Sie nicht bei sich waren, Ihren Sinnen nicht vertraut haben. Doch Sie können diese Rolle des Opfers gegen die des Schaffenden austauschen und zu Ihrem eigenen Glücksschmied werden. Lesen Sie einfach weiter.

Der Duft gehört unzertrennbar zum Parfum.

Rumi, islamischer Mystiker

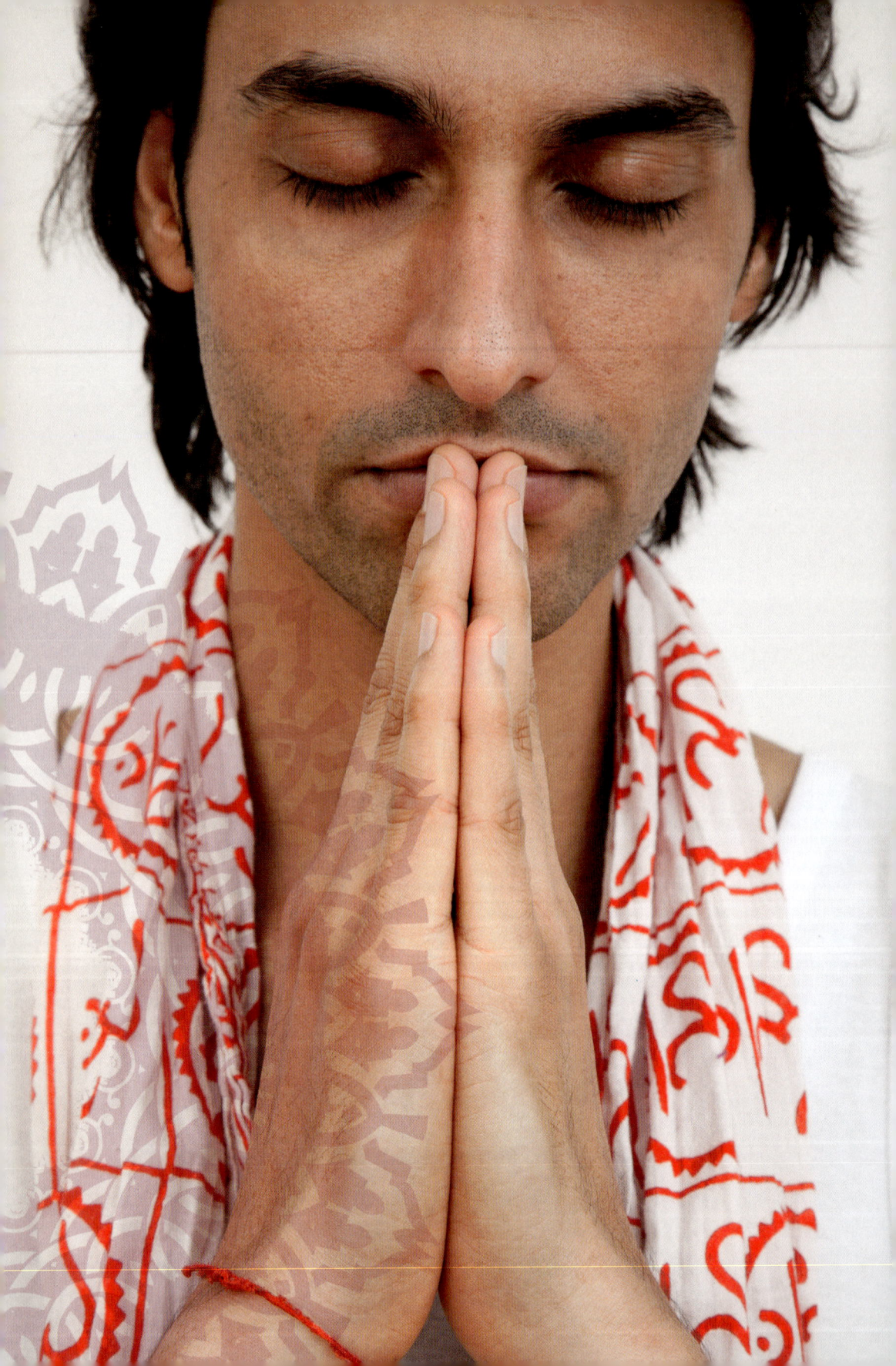

Das Gebet der Überzeugung

Warum Ihnen ein tägliches Selbstgespräch den Tag retten kann und damit die ganze Woche, das ganze Jahr.

Suchen Sie sich eine Zeit zwischen dem Aufstehen und dem Verlassen des Hauses – zu der Sie jeden Morgen Ihren Altar aufsuchen. Die Wissenschaftlerin Eileen Luders vom Laboratorium für Neuroimaging der UCLA (University of California, LA, USA) hat übrigens herausgefunden, dass regelmäßiges Meditieren positive Gefühle und emotionale Stabilität erzeugt. Wie in einem Ritual, tun Sie, was auch immer Sie tun, bevor Sie meditieren. Zünden Sie Ihre Kerze an, vielleicht verströmen Sie Ihren Lieblingsduft. Setzen Sie sich in eine bequeme Haltung oder legen Sie sich auf den Boden, falls es Ihnen schwer fällt, im Sitzen zu entspannen. Bleiben Sie einen Moment ruhig liegen und konzentrieren Sie sich nur auf Ihren Atem. Wenn er sich beruhigt hat, geht es los: Setzen Sie die Gedanken, die kommen, bildlich auf ein Blatt, das auf einem Fluss treibt. Beobachten Sie von einer Brücke aus, wie es davon treibt. Wiederholen Sie diesen Vorgang mit jedem neuen Gedanken, der in Ihr Bewusstsein schleicht, bis auch Ihre Gedanken zur Ruhe gekommen sind. Wenn Sie das Gefühl haben, dass Sie entspannt sind, formulieren Sie den wichtigsten Wunsch für den Tag und sprechen Sie ihn aus:

(z. B.) »**Ich wünsche mir, dass ...**«

Dann sprechen Sie mit Gefühl:

»Durch die Kraft Gottes/des Universums, danke, dass Du mich jetzt und hier geheilt hast, in vollem Vertrauen, Glauben und Dankbarkeit, so sei es.«

Allein das Aufsagen eines Gebets führt nicht dazu, dass sich der Wunsch erfüllt. Es hilft, ein Gefühl der Freude vorauszuschicken, um den Wunsch zu aktivieren. Indem Sie Ihren Körper auf diese Weise positiv programmieren, öffnen Sie Energieleitbahnen für die Energien Ihrer Wünsche. Stellen Sie sich den Meerblick an Ihrem Lieblingsurlaubsort vor, das Felsmassiv, das Sie zuletzt so beeindruckt hat, oder einen Menschen, der Sie glücklich stimmt. Was auch immer es ist, das Ihnen Freude bereitet, visualisieren Sie es, halten Sie das Gefühl und sprechen Sie dann Ihren Wunsch und das Gebet.

Morgen, an Tag 4, kommen wir zu einer Übungsreihe, die die Energiezentren des Körpers aktiviert. Dazu ist es hilfreich, ein wenig mehr über diese sogenannten Chakren zu erfahren. Lesen Sie die Hintergründe ruhig heute schon, dann können Sie die Informationen über Nacht verarbeiten und morgen direkt mit den Übungen loslegen.

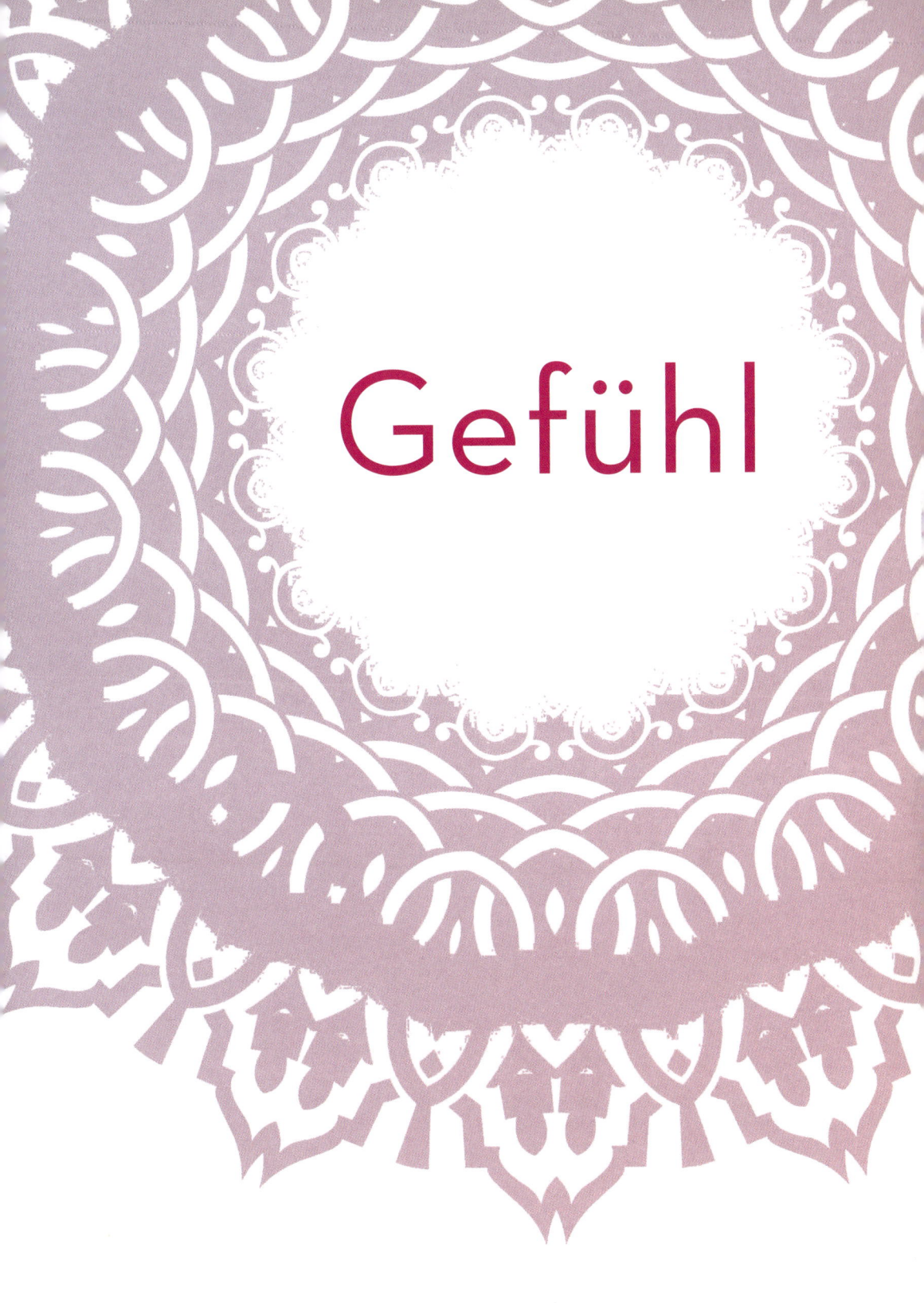

Gefühl

Der geheime Energieplan unseres Körpers

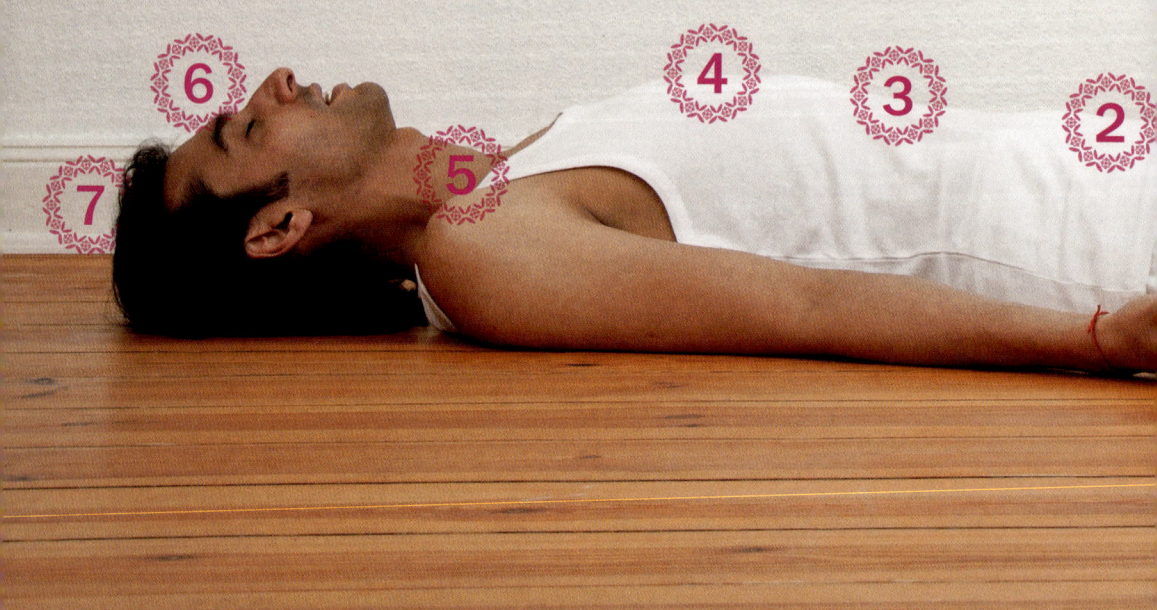

1 Wurzelchakra – Muladhara (Lam)
2 Sakralchakra – Swadisthana (Vam)
3 Solarplexuschakra – Manipura (Ram)
4 Herzchakra – Anahata (Yam)
5 Halschakra – Vishuddha (Ham)
6 Das dritte Auge – Ajna (Om)
7 Kronenchakra – Sahasrara (Shi)

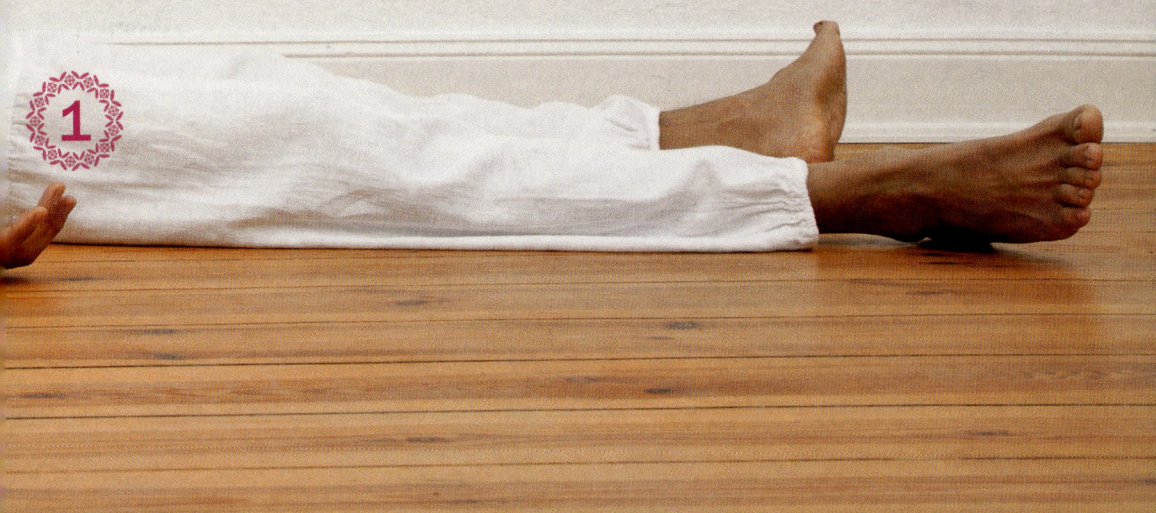

Der geheime Energieplan unseres Körpers

Bestimmte Auslegungen des Hinduismus, des Buddhismus, des Yoga sowie einige esoterische Lehren gehen davon aus, dass der menschliche Körper in sieben Haupt-Energiezentren eingeteilt ist. Diese Zentren sind Bindeglieder zwischen Körper und Seele und befinden sich auf den Energiekanälen, sogenannten Meridianen. Üblicherweise beginnt die Reihe mit dem Wurzelchakra.

Wir beginnen von unten nach oben:

1. Wurzelchakra – Muladhara (Lam)

Lage: Zwischen den Ausscheidungsorganen.

Funktion: Das Wurzelchakra ist die Basis unserer Energie und sorgt für tiefe, harmonische Verbundenheit zur Erde und ihren Bewohnern.

Psychische Symptome: Mangelnde Lebensenergie, Existenzängste, Geldsorgen, Antriebslosigkeit, Depression.

Körperliche Symptome: Kreuzschmerzen, Hämorrhoiden, Verstopfung, Allergien.

Heilung: Rubin, Granit. Heilfarbe: dunkelrot.

2. Sakralchakra - Swadisthana (Vam)

Lage: Etwa zwei Finger unterhalb des Bauchnabels.

Funktion: Beeinflusst die Geschlechtsorgane, den gesamten Unterleib, den unteren Rücken, die Leistengegend. Gallenblase.

Symptome der Psyche: Schwierigkeiten, Entscheidungen zu treffen. Hemmungen, die sexuellen Bedürfnisse auszuleben. Sitz der Kindheitstrauma. Sitz der Weisheit.

Körperliche Symptome: Beckenschmerzen, Probleme im Leistenbereich, unterer Rücken.

Heilung: Feueropal und Carneol. Heilfarbe: orange.

3. Solarplexuschakra - Manipura (Ram)

Lage: Zwei Fingerbreit unter dem Brustbein.

Funktion: Versorgt Magen, Leber, Dünndarm, Milz, Gallenblase und das vegetative Nervensystem mit Energie.

Symptome der Psyche bei Blockade: Gefühlskälte, Überempfindlichkeit, Gleichgültigkeit, Unsicherheit, mangelndes Selbstbewusstsein, Machtbesessenheit.

Symptome des Körpers: Verdauungsbeschwerden, Diabetes, Gallenleiden, Nervenleiden, Übergewicht.

Heilung: Bernstein, gelber Calcit, Topas. Heilfarbe: gelb.

4. Herzchakra Anahata (Yam)

Lage: In der Brustmitte, zwischen den Brustwarzen.

Funktion: Dieses Chakra nimmt Einfluss auf das Herz, den Blutkreislauf, die Lunge, die Haut und die Thymusdrüse (verantwortlich für die Produktion von Liebeshormonen).

Symptome der Seele: Psychisch steht es für die Fähigkeit zu lieben und geliebt zu werden. Unerfüllte Beziehungen. Menschen mit gebrochenem Herzen sind ebenso von einer Herzchakrablockade betroffen, wie jene, die ihre Gefühle nicht zeigen können oder dazu neigen, andere schnell zu bewerten, sogar zu verurteilen.

Symptome des Körpers: Herzprobleme, Asthma, Allergien, Lungenprobleme, Schmerzen im Schulter- Rückenbereich.

Heilung: Die Steine Jade und Smaragd sind die zugeordneten Heilsteine, die Heilfarbe ist grün.

5. Halschakra Vishuddha (Ham)

Lage: Zwischen den Schlüsselbeinen, in der kleinen Mulde am unteren Hals.

Funktion: Zuständig für Kehle, Schilddrüse. Geistig: Inspiration, Kreativität, Selbstausdruck, somit auch die Angst, sich zu behaupten, Angst, seine Meinung zu äußern, aber auch Angst, um Verzeihung zu bitten. Selbstkontrolle. Neigung zu Übertreibungen.

Symptome: Heiserkeit, Halsentzündung, Rückgratverkrümmungen, Sucht (Alkohol, Zigaretten, Essen und andere Süchte) ist in diesem Fall ein Ersatz für den fehlenden eigenen Willen, denn die Sucht übernimmt die Führung.

Heilung: Steine Türkis, Aquamarin. Farbe: hellblau.

6. Das dritte Auge Ajna (Om)

Lage: Es befindet sich zwischen den Augen, etwa in der Mitte der Stirn, über der Nasenwurzel.

Funktion: Dieses Chakra wird der Willenskraft, Intelligenz, Spontanität, Intuition und dem Wissen zugeordnet. Probleme wie Existenzangst, Angst vor der Selbsterkenntnis und Zweifel sprechen für eine Blockade dieses Chakras.

Symptome: Probleme in diesen Bereichen äußern sich körperlich oft in Migräne, Bauchschmerzen, Depressionen, Lernstörungen, Nervosität, Angst und Albträumen.

Heilung: Die Heilfarbe ist indigoblau, Heilsteine sind Saphir und Lapislazuli.

7. Kronenchakra – Sahasrara (Shi)

Lage: Dieses Chakra befindet sich in der Mitte des Kopfes. Etwa dort, wo man einen Mittelscheitel tragen würde.

Funktion: Dem Kronenchakra ist der Sinn des Lebens zugeordnet, die Weisheit, fehlendes Selbstvertrauen, Urvertrauen, fehlender Mut zur Weiterentwicklung, fehlende Verantwortung für sich selbst. Das Kronenchakra ist die Verbindung zu unserem Geist, der unsere Intuition leitet.

Symptome bei Blockade: Wer diese Themen wiedererkennt, hat vermutlich körperliche Symptome, wie Migräne oder andere Kopfschmerzen, und Probleme im Bereich des Nervensystems.

Heilung: Ist ein Chakra blockiert, kann mit der Heilfarbe dieses Chakras Linderung erzielt werden. In diesem Fall ist das die Farbe violett. Farbtherapie kann in diesem Fall so aussehen, dass Sie sich ein Bad einlassen und einen violetten Badezusatz wählen (z. B. Lavendelöl/-salz). Sie können aber auch mit Heilsteinen arbeiten. In diesem Fall sind die zugehörigen Steine Amethyst und Bergkristall. Sie eignen sich als Halskette oder Taschensteinchen, die sie immer bei sich tragen. die Steine müssen übrigens einmal pro Woche unter fließendem Wasser gereinigt werden und dann für eine Weile der Sonne, dem Tageslicht oder Mondlicht ausgesetzt werden, um wieder mit Heilenergie aufgeladen werden zu können.

Die Chakren sind untereinander auf spezielle Weise direkt miteinander verbunden.

Das 1. und das 7 Chakra,
das 2. und das 6. Chakra,
das 3. und das 5. Chakra.

Nur das 4. – das Herzchakra – ist mit allen anderen verbunden.

Die erste Melodie der Menschheit – das Mantra

Sie haben sich sicher gefragt, was die Wörter in Klammern hinter den Chakrennamen zu bedeuten haben. Das sind die Namen der jeweiligen Bija Mantren. Mantren sind gesungene Silben, die unsere Gedanken bündeln sollen – sei es auf ein Ziel oder auf einen besonderen Geisteszustand. Ganz nebenbei macht das Singen von Mantren auch noch glücklich, weil es entspannt und so die Energien wieder ungehindert fließen können. Wie intensiv Töne auf uns wirken und Körper und Seele mit Glücksgefühlen geradezu überschütten, hat eindrucksvoll die kanadische Neuroforscherin Valori Salimpoor bewiesen. Das Ergebnis ihrer Studien: Wenn der Mensch Musik hört, die er mag, kommt es zu einer sehr starken Glückshormonausschüttung, vergleichbar mit dem Hormonniveau beim Sex. Neurowissenschaftler der Universität Düsseldorf haben außerdem herausgefunden, dass Klänge, die uns gefallen, das Stresshormon Cortisol senken.

Wenn Sie zu den Menschen gehören, die sagen: Ich kann alles außer Singen – nur Mut, lesen Sie trotzdem weiter, Mantren singen ist eher ein Summen. Ein Vokal und Ihre Stimme. Fertig. Sie müssen keine Melodie, keinen Text auswendig lernen, es geht nicht darum, Töne zu treffen, es geht nur darum, einen Ton zu summen.

Es gibt verschiedene Arten von Mantren. Wir wollen hier nur auf Bija Mantren eingehen – einsilbige Klänge. Das bekannteste ist »Om«, die Mutter aller Vibrationen. Im Hinduismus erklärt man die Wirkung der Mantren damit, dass ihre akustischen Schwingungen Energieblockaden lösen und so der Energiestrom wieder ungehindert fließen kann. Effekt: Blockaden, die in der fernöstlichen Heilkunst als Ursache für Krankheiten angesehen werden, lösen sich.

Jedem Chakra ist ein spezielles Bija Mantra zugeordnet. Wenn Sie bereits eine Ahnung haben, wo sich ihre Schwachstellen befinden, können Sie im Abschnitt »Der geheime Energieplan unseres Körpers« (Seite 36) Ihr passendes Bija Mantra finden. Die Klangsilben befinden sich in Klammern hinter dem Namen des jeweiligen Chakras.

Zur Anwendung: Legen Sie sich flach auf den Boden, die Handflächen sind nach oben gerichtet. Tief einatmen. Summen Sie nun Ihr Bija Mantra. Lassen Sie beispielsweise bei dem Bija-

Mantra »Vam« fünf Sekunden lang das »a« und fünf Sekunden lang das »m« klingen, sodass Sie insgesamt zehn Sekunden summen. Danach tief einatmen, drei Sekunden zur Ruhe kommen. Zweimal wiederholen.

Ashish Mehta bietet im Rahmen seiner Coachings an, Mantren gezielt Ihrem individuellen Problem zuzuordnen. Sie können ihn entweder in seinen Heilräumen in Hamburg besuchen oder via E-Mail oder Skype Kontakt aufnehmen. Anfragen bitte an: ashish@path-of living.de.

Das Gebet für den Körper

Dieses spezielle Pantha Hatha Yoga Ritual wirkt auf Körper und Seele wie eine göttliche Umarmung.

Diese besondere Reihe von Asanas (Übungen) gehören untrennbar zusammen. Wie auch Körper, Geist und Seele. Sie sind leicht auszuführen, fördern die Basisentspannung und liefern die nötige Energiespritze und Konzentration für den Tag.

Der Sonnengruß: Hierbei handelt es sich nicht ganz um die klassische Standardreihe, sondern um eine Innovation von Pantha Ashish Mehta. So beginnen Sie jeden Tag mit mehr Energie, Gelassenheit und Freude.

Dieses Gebet für den Körper wird auch ein Punkt auf Ihrem Glücksrezept sein. Nach den 21 Tagen können Sie diese Übungsreihe in Ihre tägliche Morgenroutine einbauen. Doch dazu später mehr. Bevor wir nun endlich die Rakete ins Glück zünden, noch ein paar wichtige Vorbereitungstipps, die vor und nach Yogaübungen zu beachten sind.

Was es zu beachten gilt

Bevor wir in das Übungskapitel einsteigen, gibt es ein paar Kleinigkeiten zu beachten. Es ist empfehlenswert, sich vor den Übungen aufzuwärmen. Teilweise gehen die Yogaübungen so stark in die Dehnung, dass nicht aufgewärmte Muskeln und Sehnen vor allem im Schulter-Nacken-Bereich durchaus bis hin zu schmerzhaften Verrenkungen führen können. Unsere Empfehlung ist daher, mindestens fünf Minuten zu laufen oder heiß zu duschen, bevor Sie mit den Übungen starten. Vorgedehnt sind die Übungen außerdem effektiver.

Das Nachher

Wenn Sie eine Übung aus einer liegenden Position beenden, ist es ratsam, über die linke Seite aufzustehen, weil sie das Ying verkörpert und aktiviert ist. Wenn Sie über die rechte Seite aufstehen, aktivieren Sie sofort Ihre Yang-Energie, das ist für den Körper wie ein kleiner Schock in etwa so, als würden Sie in einem dunklen Raum indem sie sich sehr lange aufgehalten haben, plötzlich das Licht anstellen.

Ganz zum Schluss

Bei vielen der nun folgenden Übungen lösen sich Gifte und andere überflüssige Energien und wandern durch den Körper. Viele Menschen fühlen sich deshalb oft nach dem Yoga zunächst schlecht, können dieses Gefühl aber gar nicht wirklich zuordnen. Möglicherweise ein Zeichen für diesen kleinen Giftstau. Ungefährlich, aber unangenehm. Um ihn zu verhindern oder besser gesagt unter der Wahrnehmbarkeitsgrenze zu halten, hilft es, den gesamten Körper nach dem Yoga abzustreichen. Hierfür einfach einmal kräftig die Handflächen aneinanderreiben, bis Wärme entsteht. Dann zunächst die Brust und dann die Seiten unter den Achseln nach unten abstreichen, dann die Nierengegend nach unten mit etwas Druck abstreichen. Am Schluss die Beine, hier vor allem die Waden mit wegwischenden Bewegungen abstreichen. Danach ein Glas Wasser trinken und zur Toilette gehen.

Der Sonnengruß Pantha Style

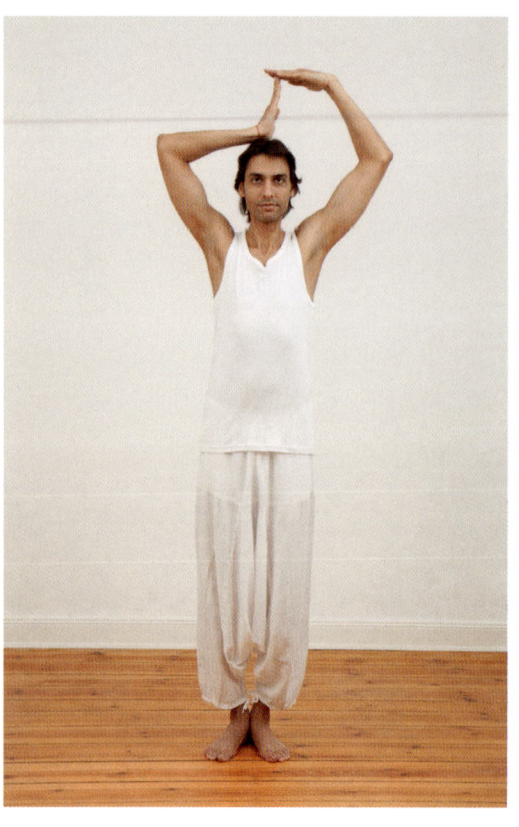 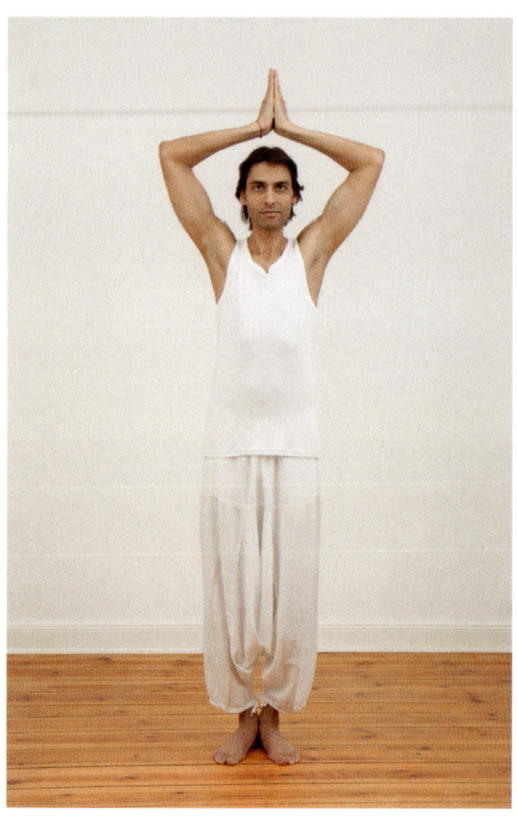

Stellen Sie sich aufrecht hin. Die rechte Hand auf dem Kopf positionieren. In Höhe der Fingerspitzen der rechten Hand befindet sich ein Chakra, das nicht zu den üblichen sieben Hauptchakren zählt: Das 8. Chakra oder auch Seelenchakra genannt. Hier liegt die Kraft, die uns befähigt, unser Leben nach unserem Seelenplan zu gestalten.

Legen Sie Ihre Handflächen in Höhe Ihres Seelenchakras aneinander. Wir durchwandern jetzt die Energiezentren unseres Körpers – die Chakren.

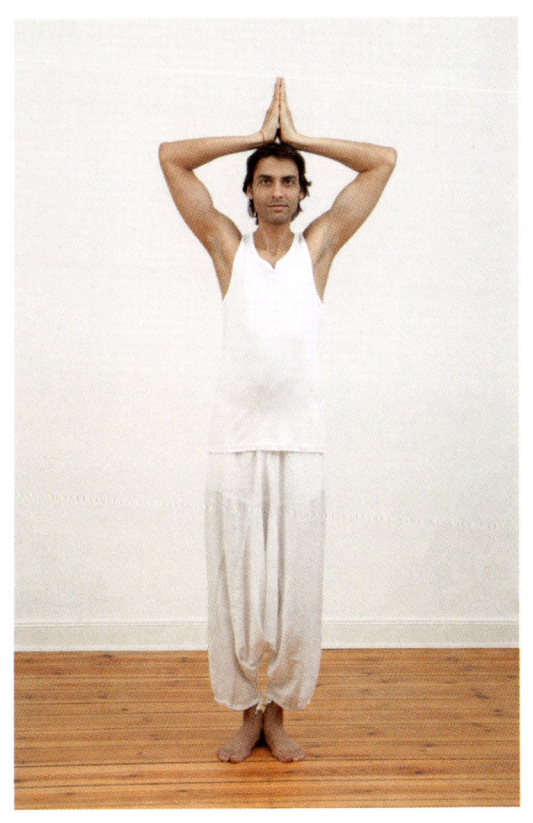 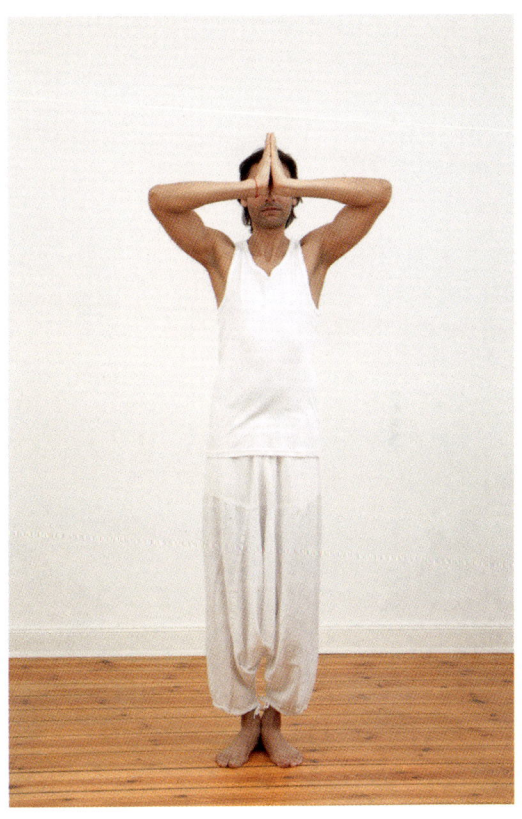

Atmen Sie ruhig aus und wieder ein, wenn Sie am nächsten Chakra angelangt sind. Dem Kronenchakra.

Das dritte Auge. Einatmen. Weiterwandern, ausatmen.

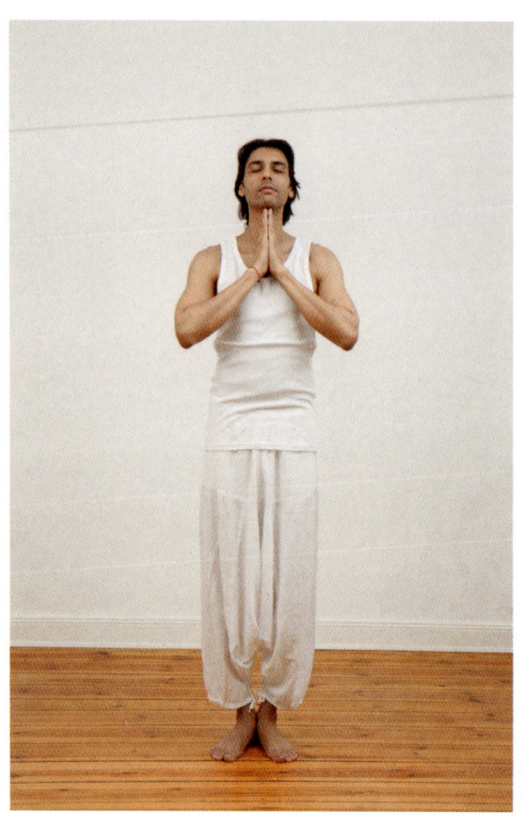 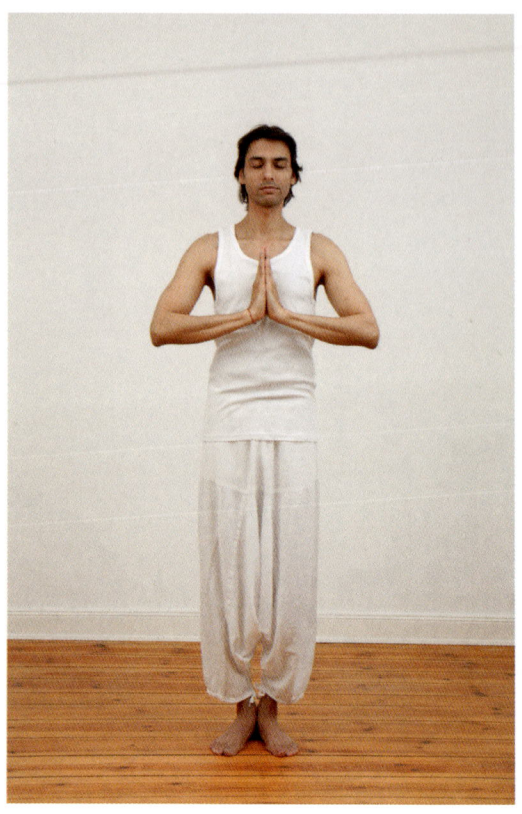

Das Kehlchakra. Einatmen. Weiterwandern, ausatmen.

Das Herzchakra. Einatmen. Weiterwandern, ausatmen.

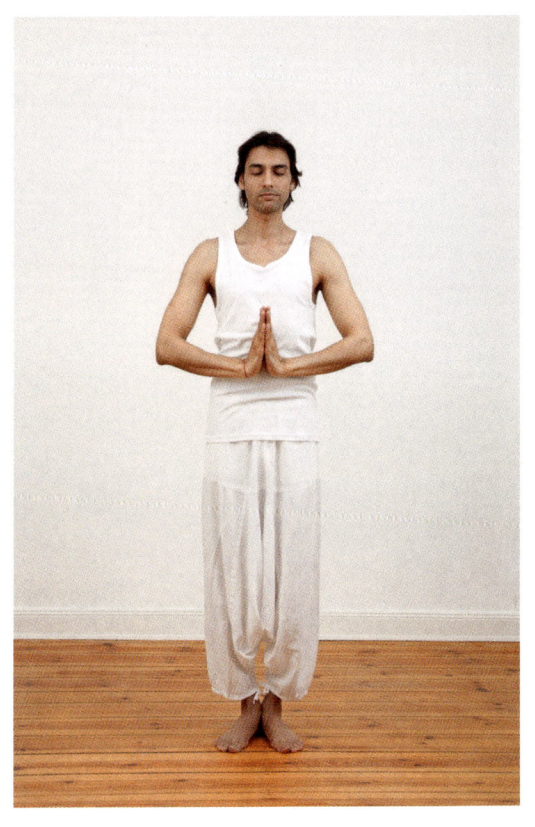

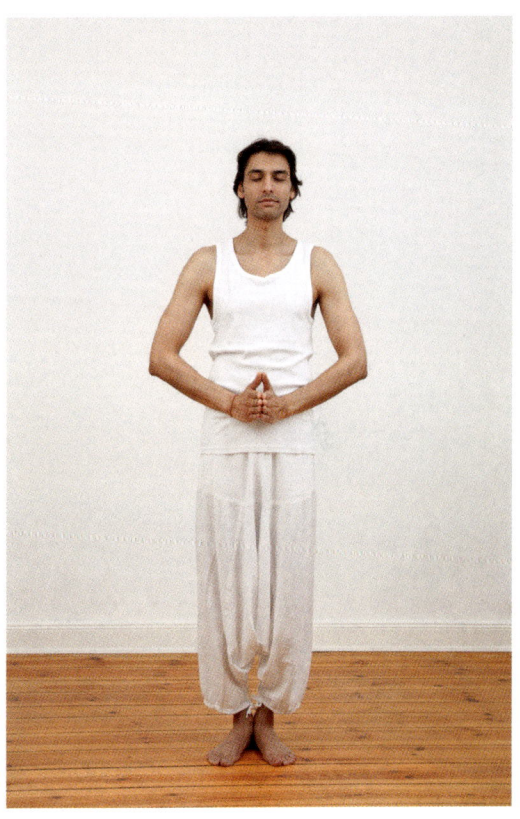

Das Solarplexuschakra. Einatmen. Weiterwandern, ausatmen.

Das Sakralchakra. Einatmen. Weiterwandern,
ausatmen.

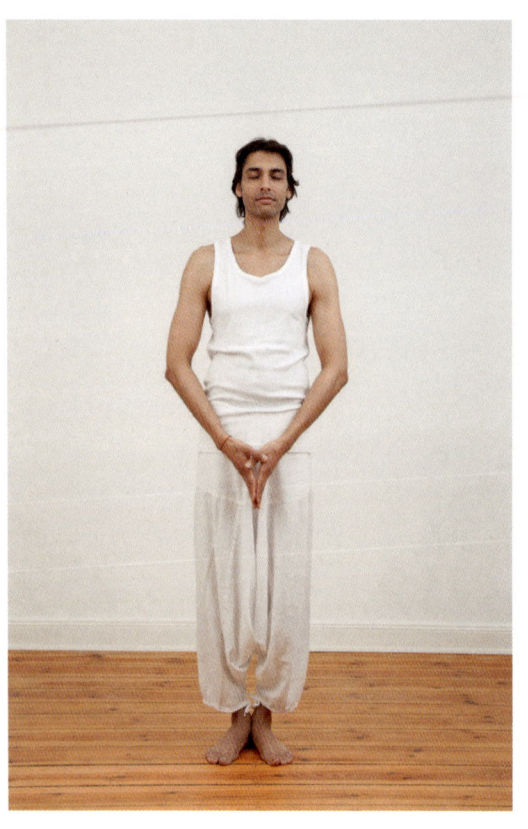 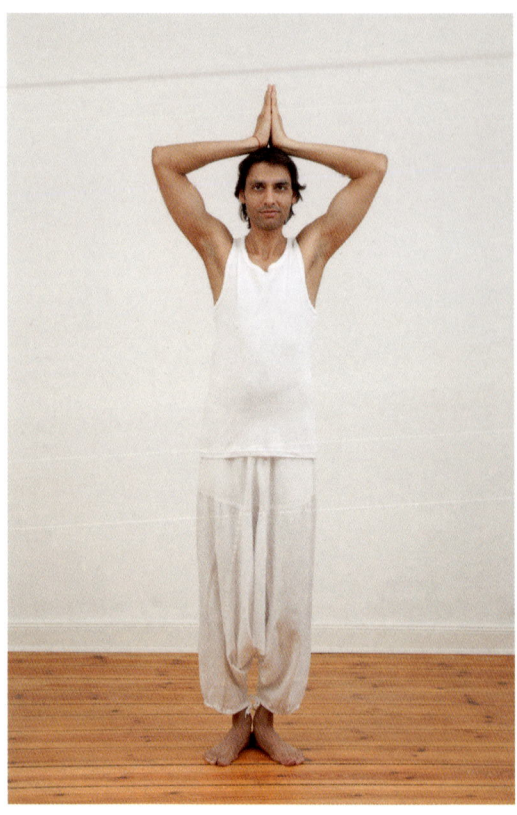

Das Wurzelchakra. Einatmen. Weiterwandern, ausatmen.

Die Hände auf das Kronenchakra zurückführen.

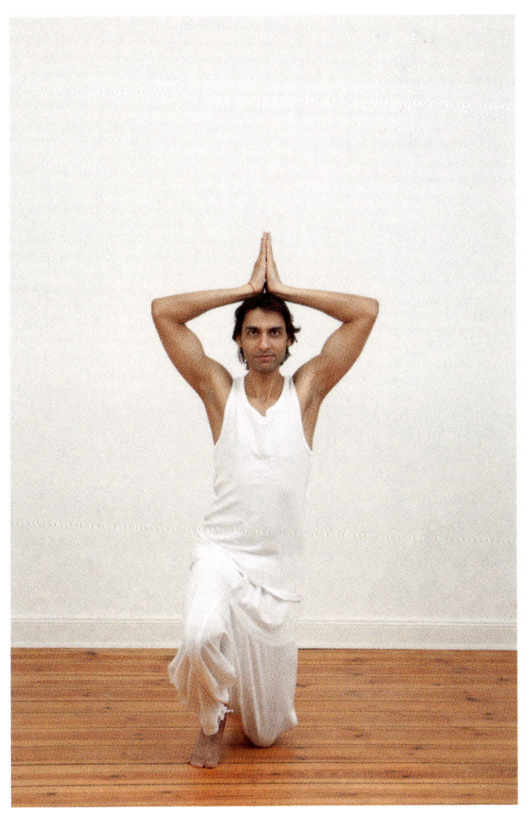 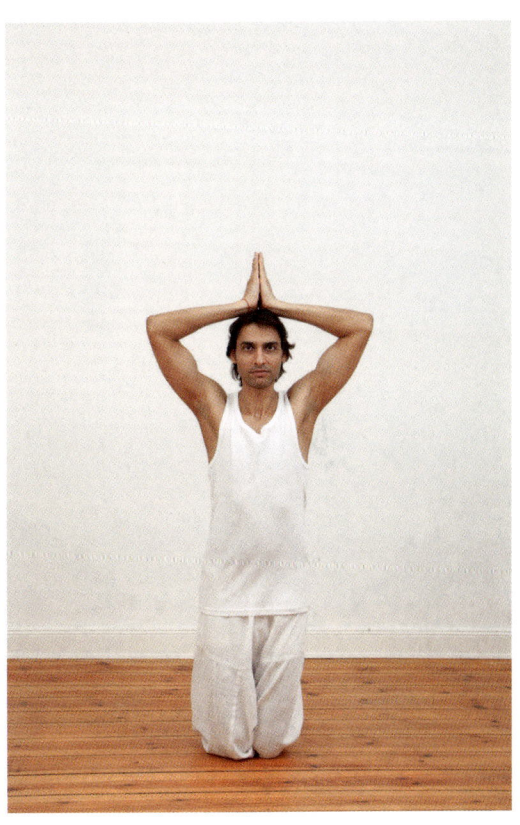

In den Kniestand gehen.

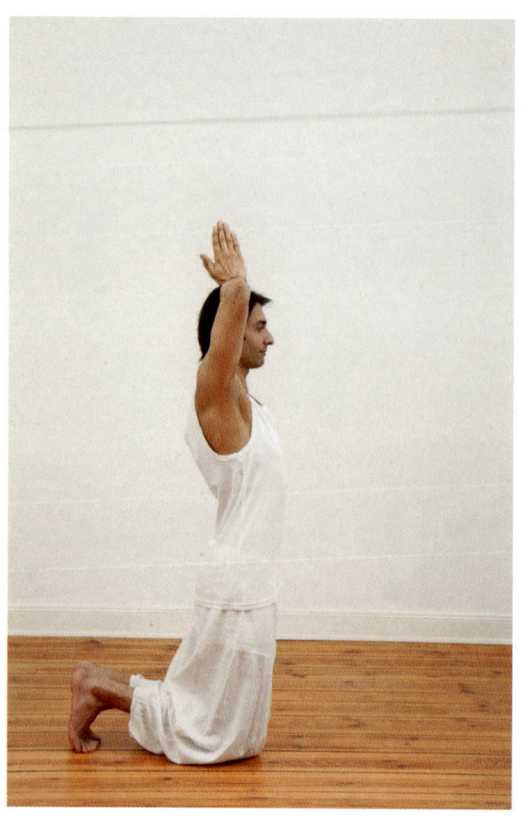 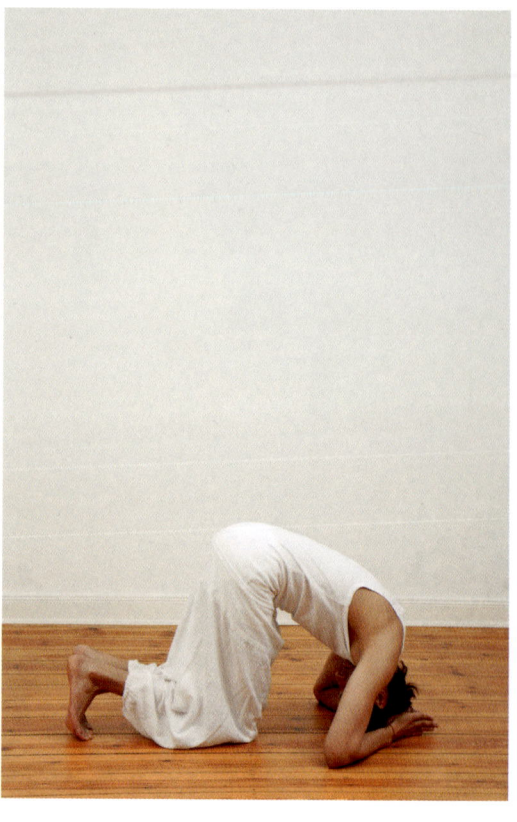

Wir haben die Perspektive lediglich zur Ver-
anschaulichung gewechselt, Sie müssen sich
nicht drehen.

Den Kopf auf den Boden stützen, die Hände
ruhen auf dem Kronenchakra.

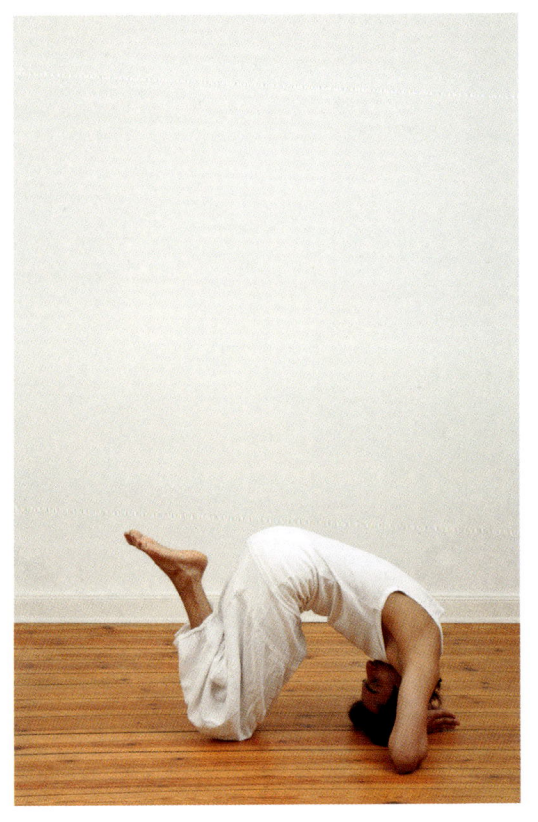

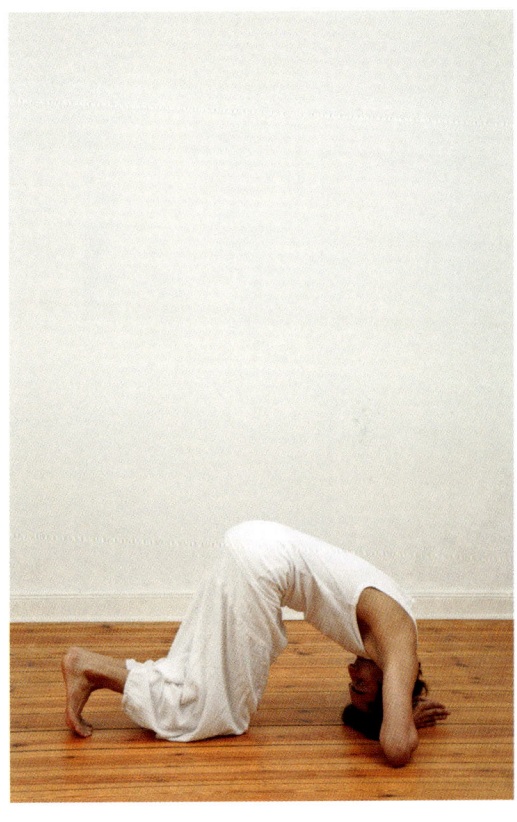

Jetzt die Füße anheben, für drei Sekunden halten, tief ein- und ausatmen.

Füße absetzen.

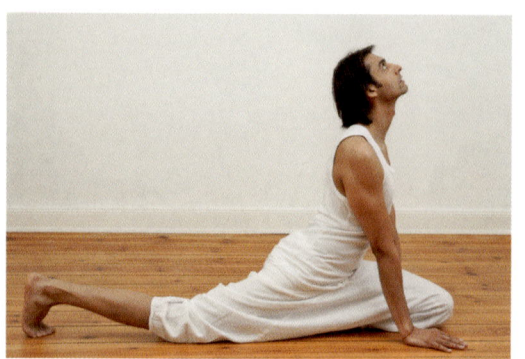 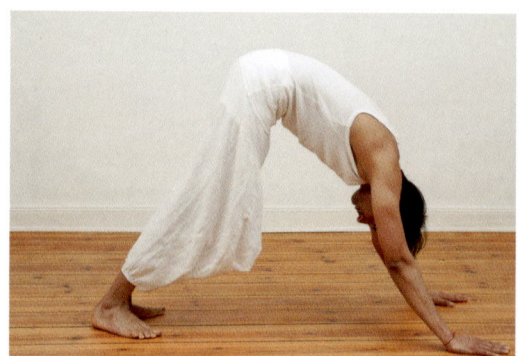

Linkes Knie vorziehen, die Hände neben dem Knie abstützen, den Blick nach oben richten.

Das linke Bein zurückführen und den Po heben. Wenn Sie die Füße hierbei wie ein »V« aufstellen, also die Fersen zusammenstellen, fällt es leichter, die Beine zu strecken. Versuchen Sie den Rücken gerade zu halten und die Schultern von den Ohren wegzubewegen. Wenn Sie die Finger spreizen und fest in den Boden drücken, können Sie den Po noch weiter nach oben schieben.

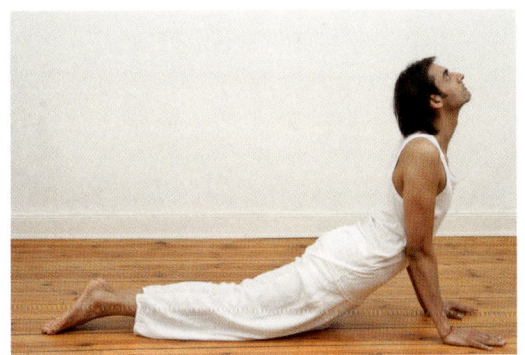 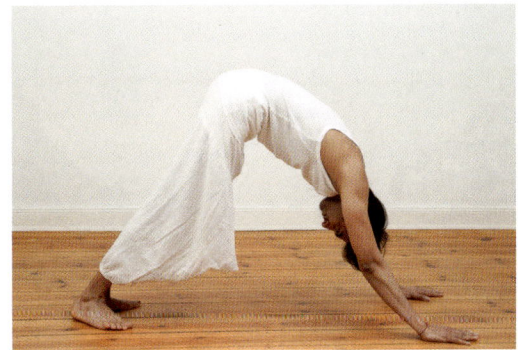

Wechsel in die »Kobra«. Sehen Sie sich dazu auch unser Video an. Der Übergang vom herabschauenden Hund in die Kobra gelingt am besten, wenn Sie den Kopf langsam knapp über dem Boden nach vorn schieben und wie in einer Wellenbewegung nach oben vorne drücken. Die Füße mit dem Fußrücken auf den Boden legen, die Beine durchdrücken, die Knie vom Boden heben.

Wir wechseln noch einmal in den herabschauenden Hund.

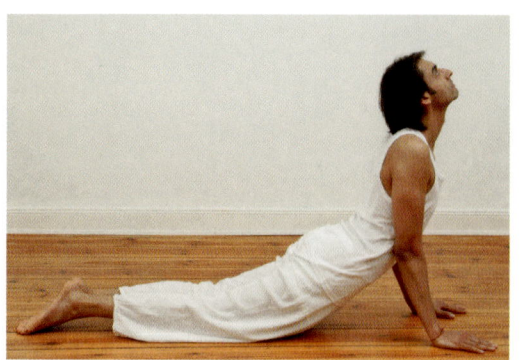 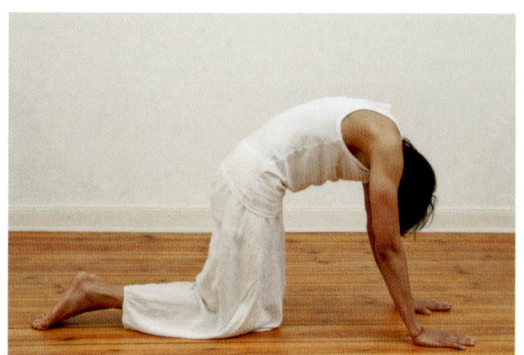

Und wieder zurück in die Kobra.

Dann in den Kniestand gehen. Tief ausatmen und den Rücken zu einem Katzenbuckel formen. Die Übung nennt sich daher Katze.

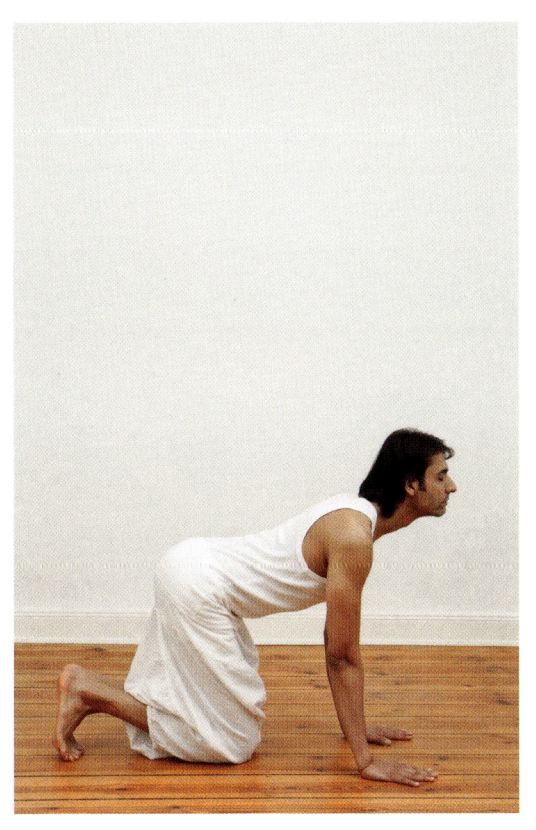

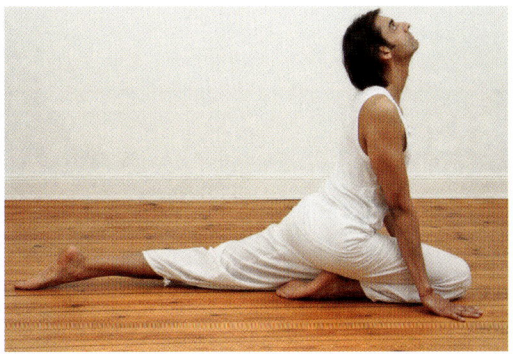

Danach – im Hohlkreuz – tief einatmen. Dreimal wiederholen.

Jetzt das rechte Knie vorziehen. Den Blick zur Decke richten.

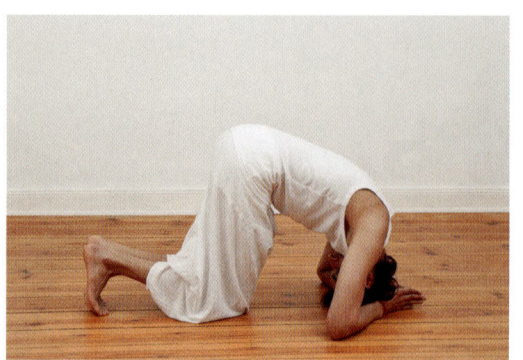 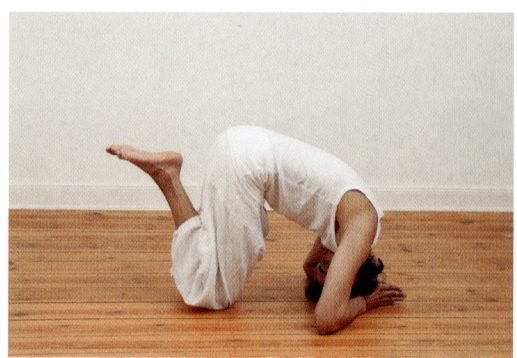

Den Kopf zum Boden führen, Hände auf dem
Kronenchakra ruhen lassen.

Die Füße anheben.

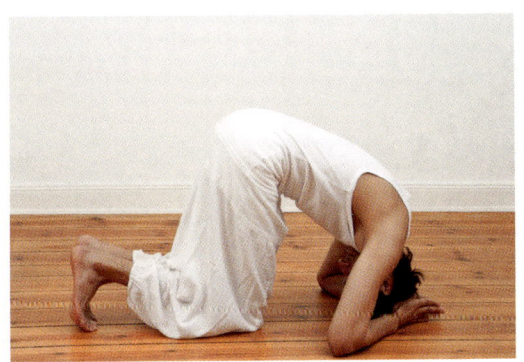

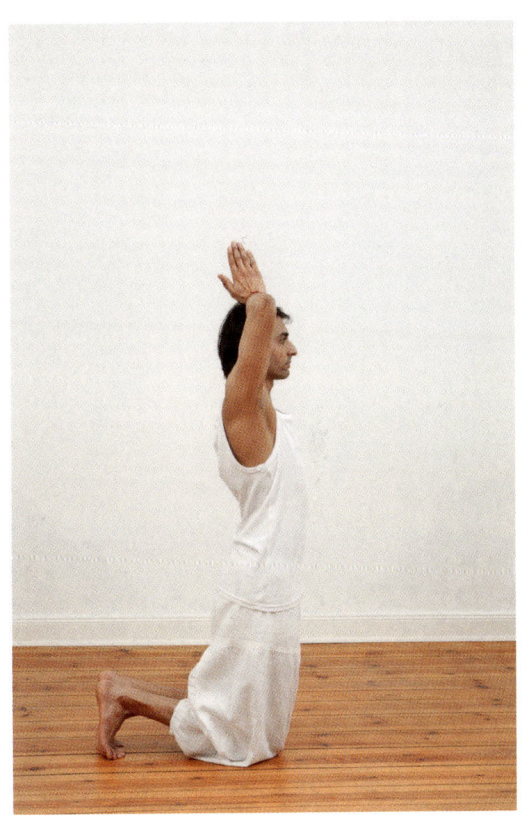

Die Füße wieder absetzen.

In den Kniestand übergehen.

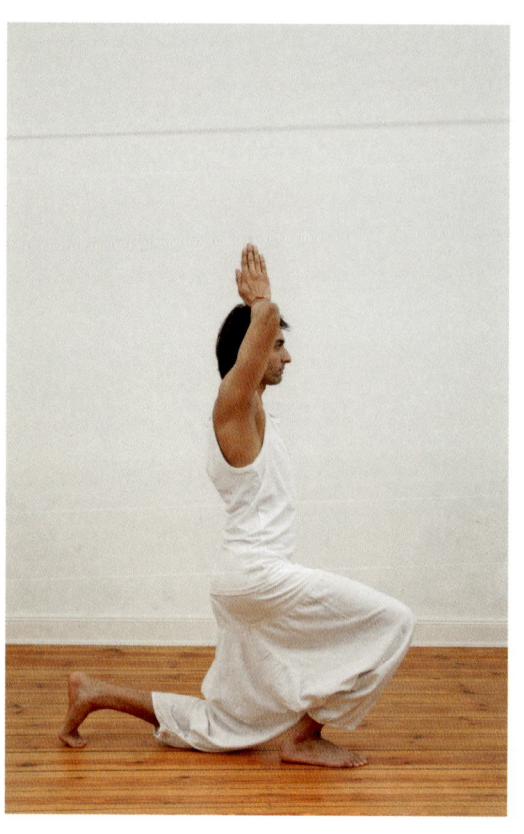

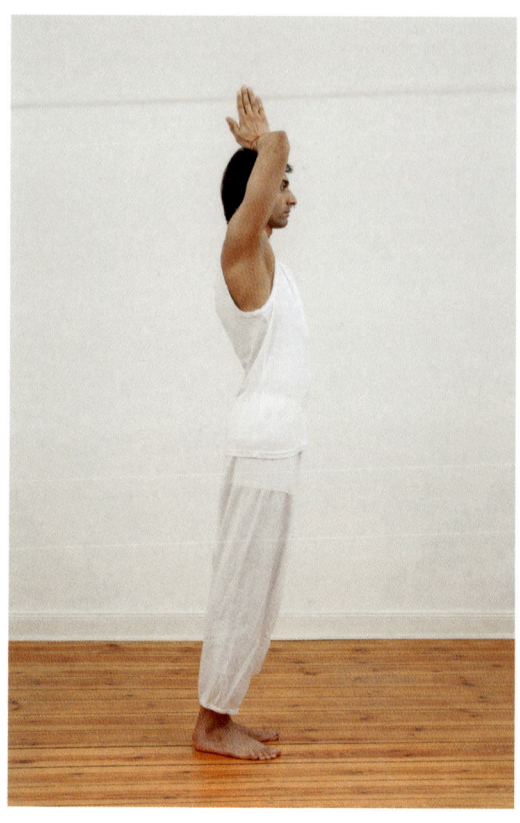

Das rechte Knie aufstellen.

Langsam aufstehen.

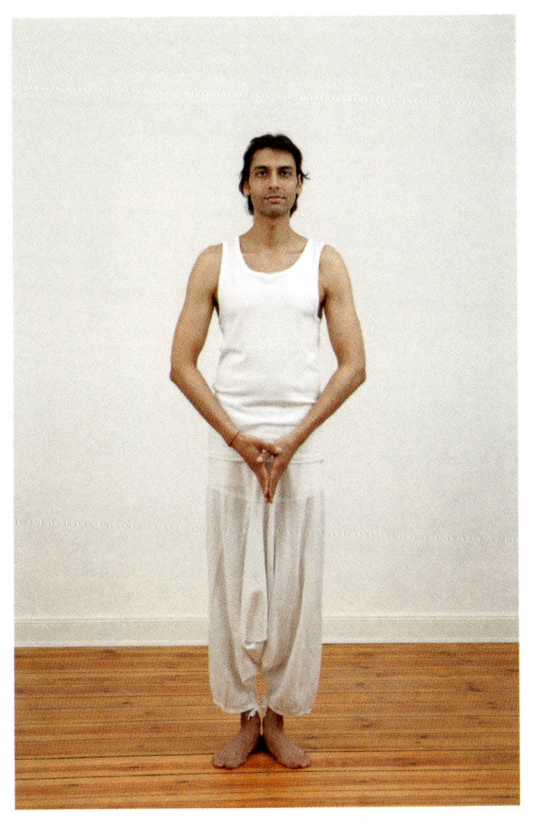

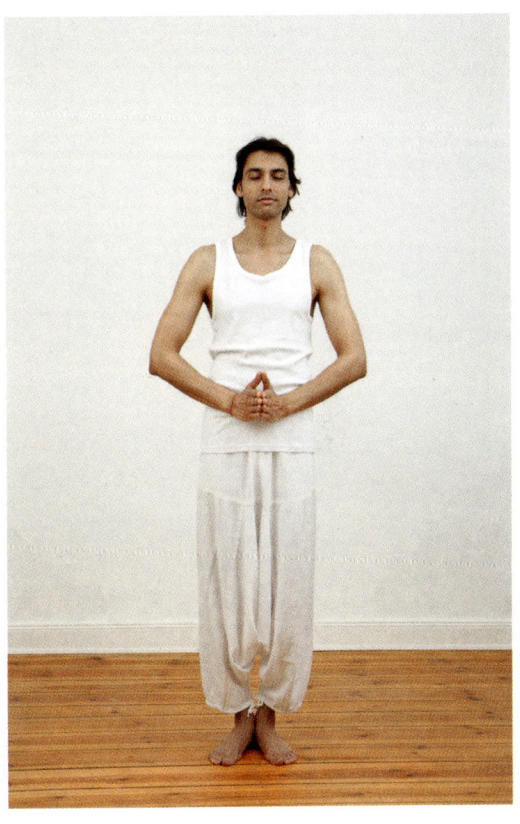

Jetzt die Chakren von unten nach oben
nochmals durchwandern. Beginnend mit dem
Wurzelchakra. Einatmen, weiterwandern,
ausatmen.

Das Sakralchakra. Einatmen, weiterwandern,
ausatmen.

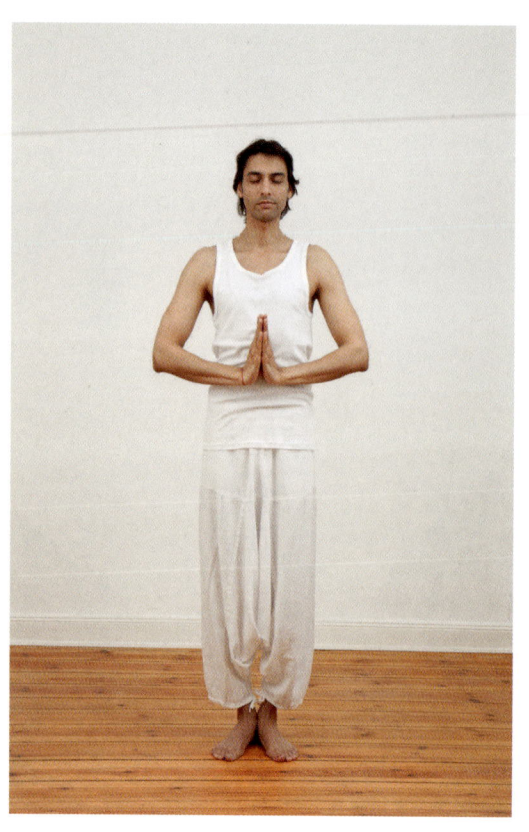 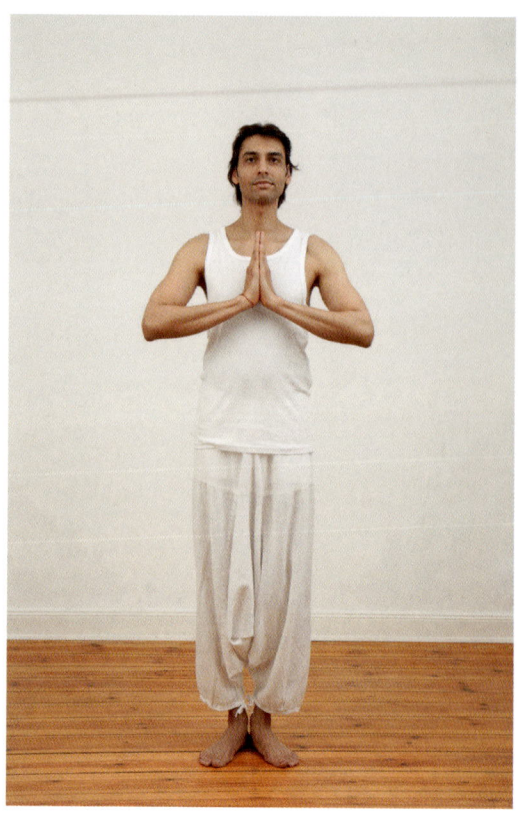

Das Solarplexuschakra. Einatmen, weiterwandern, ausatmen.

Das Herzchakra. Einatmen, weiterwandern, ausatmen.

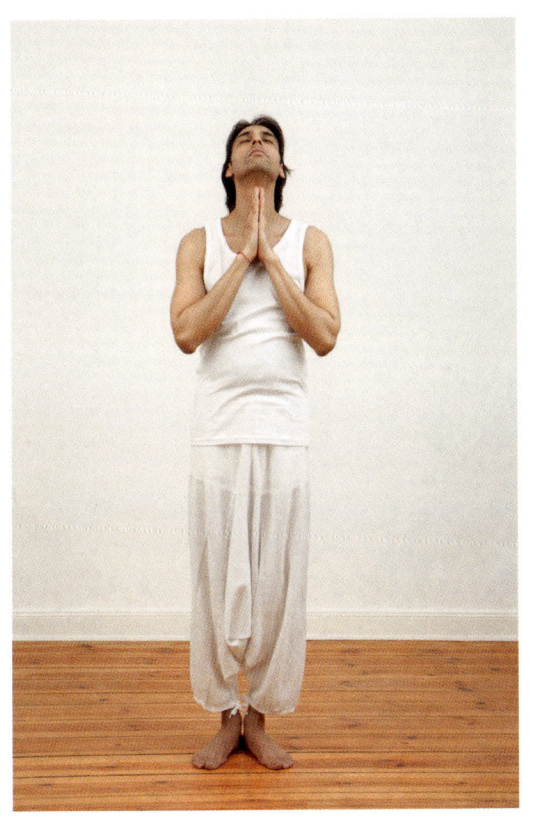

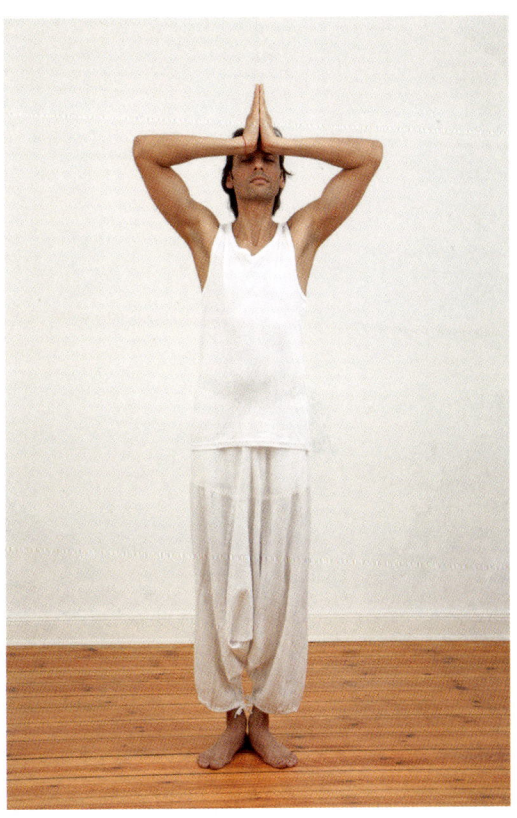

Das Kehlchakra. Einatmen, weiterwandern, ausatmen.

Das dritte Auge. Einatmen, weiterwandern, ausatmen.

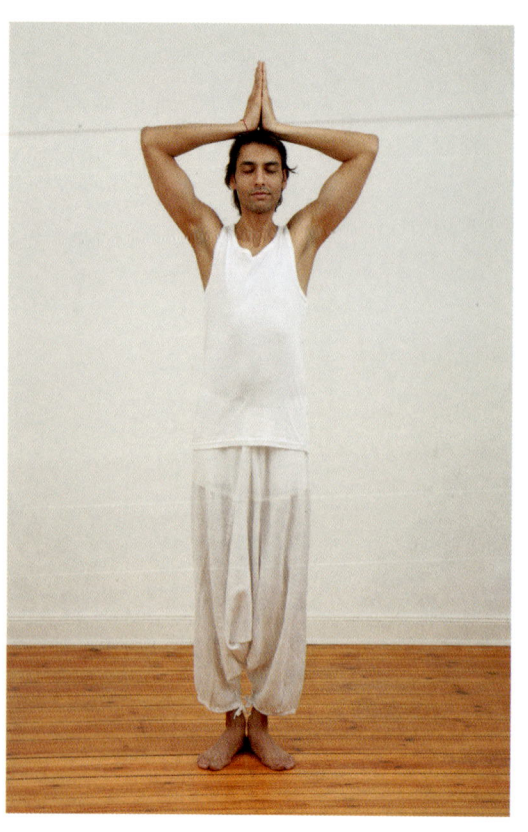 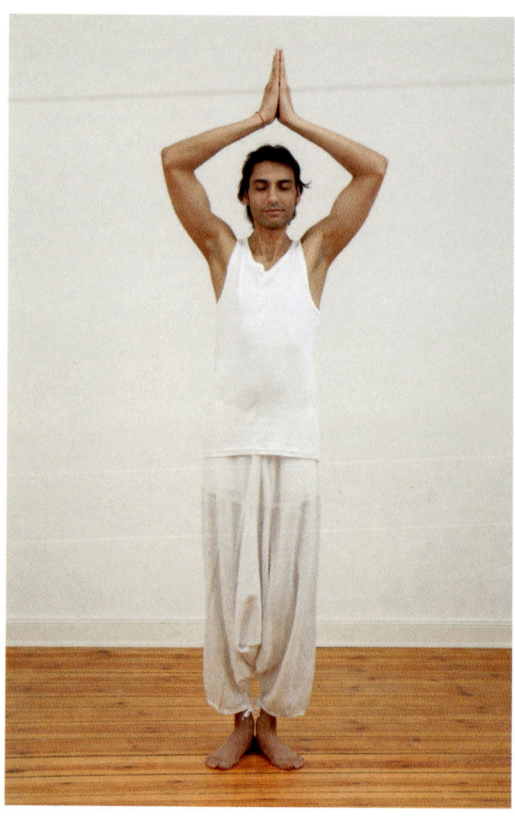

Das Kronenchakra. Einatmen, weiterwandern, ausatmen.

Das Seelenchakra. Einatmen, weiterwandern, ausatmen.

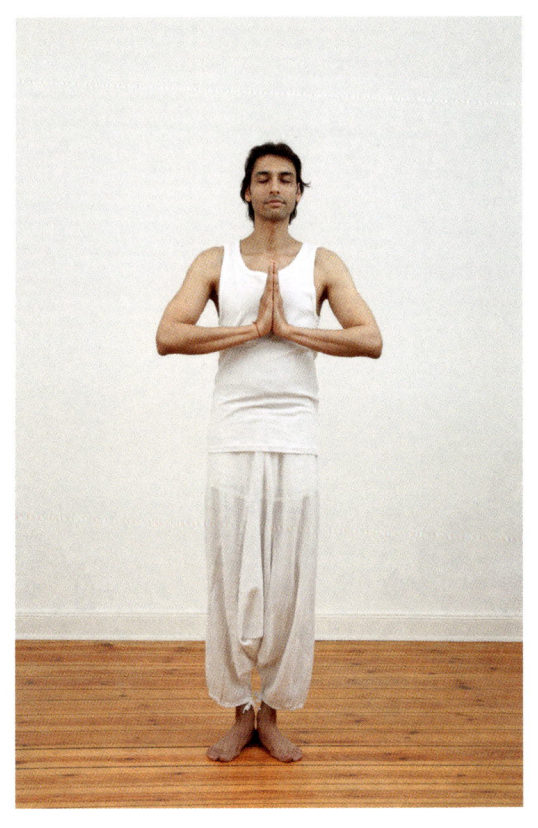

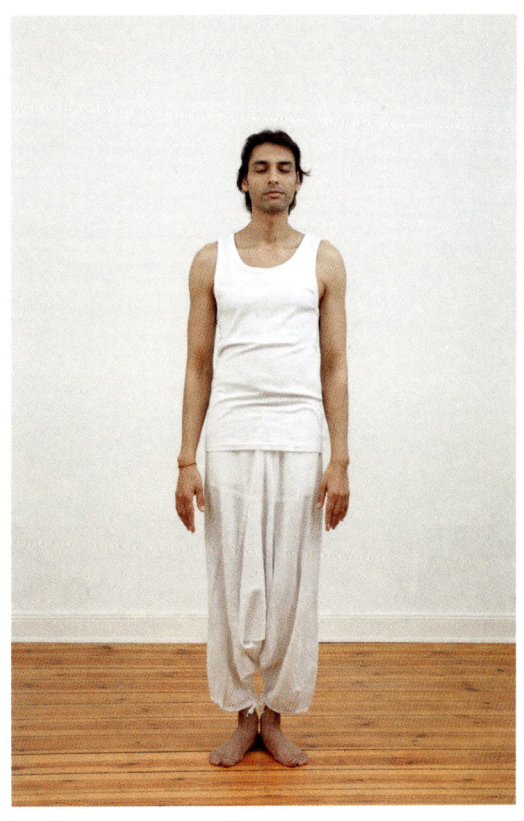

Zum Schluss atmen wir noch einmal tief ein und aus und halten die Hände dabei vor das Herzchakra.

Dann die Arme senken, ausatmen und der Übungsreihe noch ein wenig nachspüren.

Diese beiden Rituale – das Gebet der Überzeugung und das Gebet für den Körper – sind zwei wichtige Bestandteile für das Fundament eines glücklichen Tages. Wenn Sie damit jeden Morgen starten, programmieren Sie sich selbst mit Zuversicht, Flexibilität und – aufgrund des rituellen Charakters – zugleich mit Stabilität. Der Sonnengruß im Pantha-Style aktiviert die einzelnen Chakren, die mit sämtlichen Fähigkeiten verknüpft sind. Liebe, Wohlwollen, Grenzen setzen, Willen usw. Mit anderen Worten: Diese Übungsreihe wirkt wie eine Intensivierung aller Facetten Ihrer Persönlichkeit, inklusive der Zufriedenheit darüber. Wir haben den Sonnengruß für Sie auf Ihrem Glücksrezept notiert.

TAG 4

Heute geht es um die Heilkraft von Düften und um Selbstheilung per Knopfdruck. Außerdem: die besten Akupressurpunkte. Und warum nur der, der richtig isst, auch richtig glücklich wird.

Die spirituelle Macht der Düfte

Unsere Nase ist ein kleines Wunder. Mit über 30 Millionen Riechzellen wurde dieses Organ ausgestattet, um den Menschen vor giftigen Substanzen zu warnen und so die Arterhaltung zu sichern. Einer von vielen Glanzpunkten im Masterplan der Evolution. Wenn wir etwas riechen, werden die Informationen auch in den Bereich unseres Gehirns weitergeleitet, in dem Emotionen archiviert werden. Deshalb verbinden wir Düfte oft mit bestimmten Ereignissen, die unsere Stimmung beeinflussen können, auch wenn sie weit in der Vergangenheit liegen. Der Duft von Apfelkuchen mit Zimt oder frisch gemähtem Gras erinnert Sie vielleicht an Ihre Kindheit, ein bestimmtes Parfum an Ihre längst verstorbene Tante. Diese Verknüpfung von Duft und Emotion können wir positiv nutzen, indem wir bewusst Düfte einsetzen, die uns gut tun, uns in wohlige Stimmung versetzen oder zur Ruhe kommen lassen. Das Beste ist, dass Sie sich gar nicht fragen müssen, was der richtige Duft für Sie ist. Wenn Sie im Reformhaus oder Drogeriemarkt ein Aroma aussuchen, lassen Sie einfach Ihre Nase entscheiden: Was Ihnen gefällt, ist auch das Richtige für Sie, denn der Duft ist Träger der Wirkstoffe, die Sie brauchen, und was Sie brauchen, weiß Ihr Körper ganz genau. Wenn Sie Ruhe brauchen, werden Ihnen wahrscheinlich erdige Düfte gefallen, wenn Sie sich nach Abwechslung sehnen, werden es eher die frischen, fruchtigen sein, die Ihnen spontan zusagen. Eine spannende Selektion, bei der Sie ganz nebenbei auch noch etwas über den Zustand Ihrer Bedürfnisse erfahren. Ein guter Zeitpunkt, die Macht der Düfte zu nutzen, ist übrigens während des morgendlichen Rituals an Ihrem Altar. Einfach zwei bis drei Tropfen in eine Duftlampe geben und die Moleküle ihren Weg zur Nase finden lassen. Anhand der Aufzählung auf der folgenden Seite haben Sie einen kleinen Überblick, welche Wirkung durch welches Kraut verstärkt wird.

Entspannung: Lavendel, Melisse, Kamille, Anis.

Heiterkeit: Lemongras, Neroli, Blutorange, Grapefruit, Iris, Mandarine, Orange, Rose.

Energie/Lust: Jasmin, Ingwer, Rose, Patchouli, Safran, Sandelholz, Moschus, Ylang Ylang.

Konzentration: Eukalyptus, Eisenkraut, Lemongras, Pfefferminze, Rosmarin, Grapefruit, Kampfer, Zeder.

Das Geheimnis der heilenden Hände

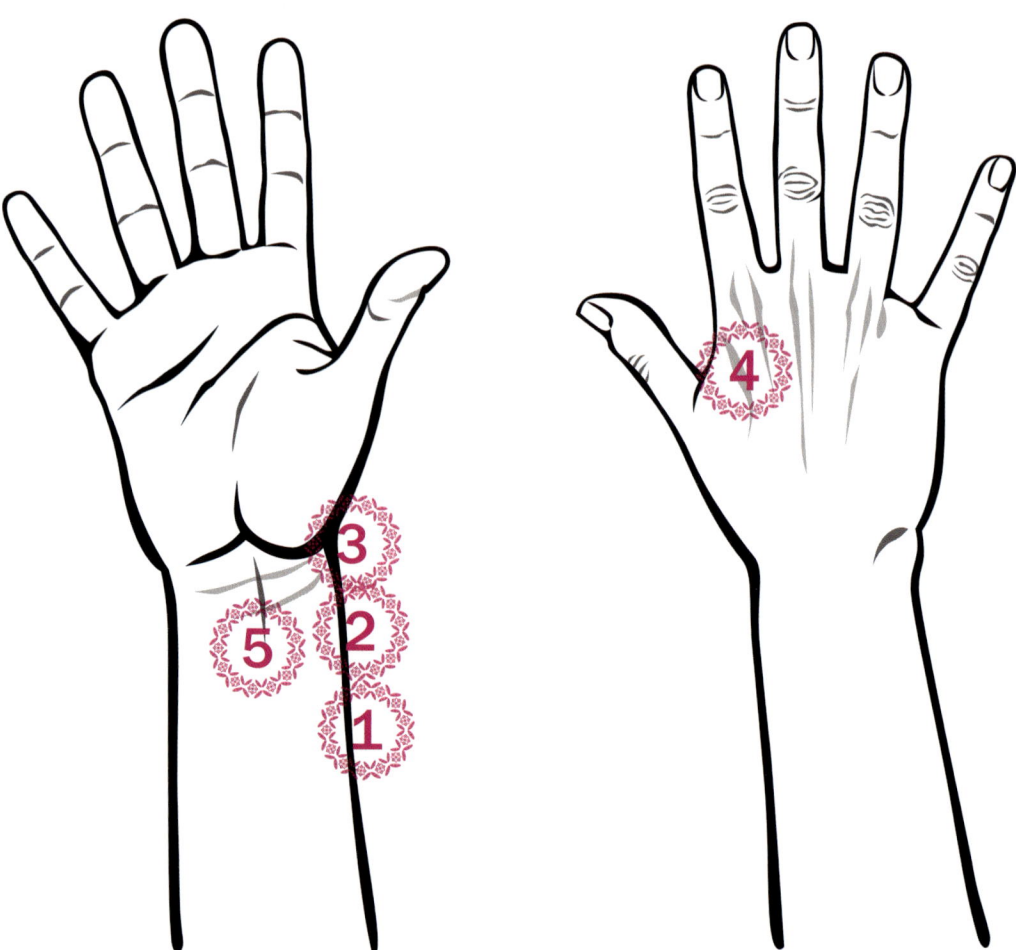

Eine wichtige Voraussetzung für unser Wohlbefinden ist der Einklang zwischen Körper und Seele. Ohne dieses Fundament ist unsere Gesundheit so fest wie loser Sand. Eine sehr effektive Art, Einklang zwischen Psyche und Physis herzustellen, ist die Akupressur. Wir wollen uns auf die Handakupressur konzentrieren. In den Händen enden viele wichtige Meridiane. Man kann also von den Händen aus ganze Netzwerke unserer Energieleitbahnen beleben, beruhigen oder harmonisieren.

Die Akupressur funktioniert, wie der Name bereits verrät, über Druck. Wenn wir die Akupressur zur Heilung, Prävention oder Akuthilfe einsetzen wollen, können wir die Intensität der Wirkung ganz leicht durch unterschiedliche Ausprägung dieses Drucks steuern.

Bei leichten Beschwerden werden die Punkte 30 Sekunden mit leichtem Druck berührt. Bei stärkeren Beschwerden setzt man mittleren Druck ein und presst etwa 15 Sekunden die gewünschte Stelle. Bei starken Beschwerden zehn Sekunden. Bei akuten Beschwerden oder Erstbehandlungen werden die Akupressurpunkte eine bis fünf Minuten gedrückt. Bei der Handakupressur wird in der Regel zehn Sekunden stark gepresst. Hier unterscheidet man lediglich zwischen den verschiedenen Therapiewünschen:

Vorbeugung: 1 x täglich 10 Sekunden
Heilung: 3 x täglich 10 Sekunden

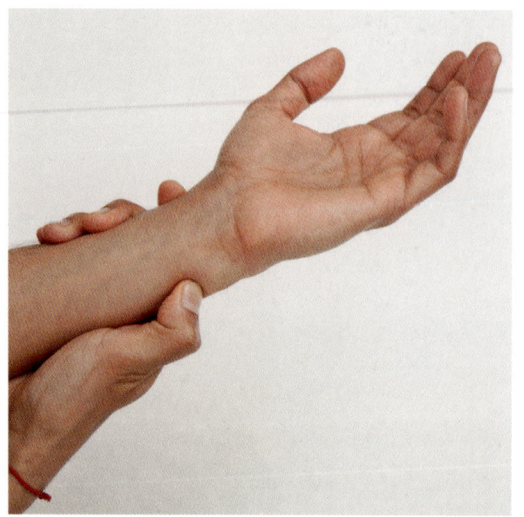 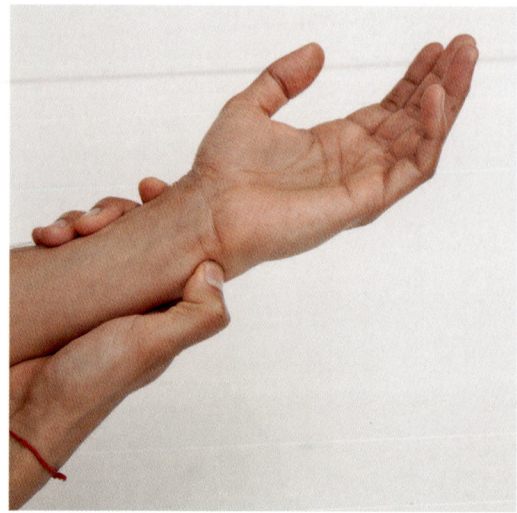

1. Weg der Kraft »Lingdao«

Lage: Zwei Fingerbreit unter dem Handgelenk, außen an der Seite des kleinen Fingers. Mit dem Daumen den Punkt suchen, der in der beschriebenen Region am empfindlichsten ist. Zehn Sekunden mit leichten Bewegungen stark Richtung Hand pressen. Löst Ängstlichkeit und Anspannung.

2. Verbindender Verweiler »Tongli«

Der Punkt befindet sich einen Daumen breit unter dem Handgelenk, außen an der Seite des kleinen Fingers. Ebenfalls zehn Sekunden stark Richtung Hand pressen. Hilft bei Unruhe, Angstzuständen und Depressionen.

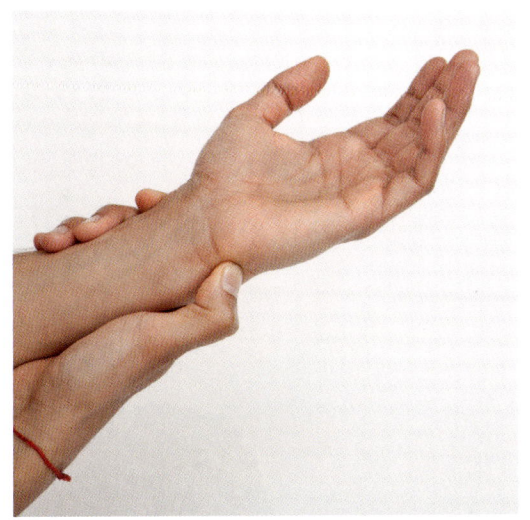 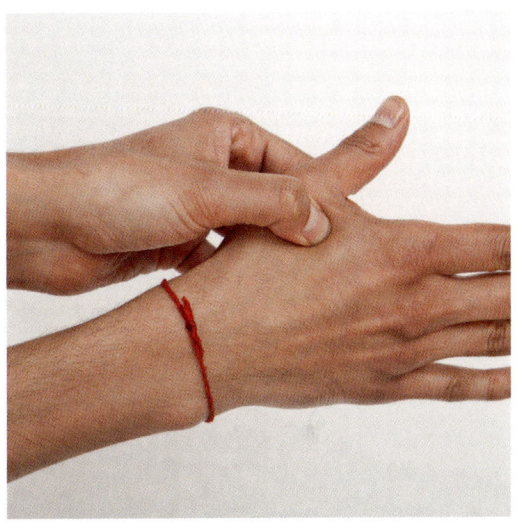

3. Göttliches Tor »Shenmen«

An der Außenseite des Handgelenks, zwischen Erbsenbein und Elle. Es ist der Beruhigungspunkt des Herzmeridians. Er spendet Lebensfreude per Knopfdruck, hilft bei Schlafstörungen.

4. Die Verbindung mit dem Tal »He-Gu«

Dieser Punkt ist relativ leicht zu finden: Etwa in der Mitte der Hautfalte zwischen Daumen und Zeigefinger liegt dieser Alleskönner der Handakupressurpunkte. Mit Daumen und Zeigefinger zehn Sekunden pressen. Die Stimulation stoppt das gedankliche Sorgenkarussell, hilft bei Kopfschmerzen, kurbelt die Nährstoffversorgung von Haut und Haaren an und liefert Energie. Und kann eine Menge mehr, wie zum Beispiel die Symptome von Schilddrüsenerkrankungen und Durchblutungsstörungen lindern.

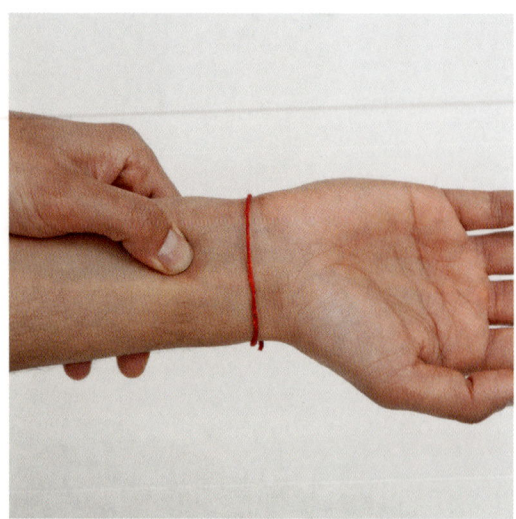

5. Inneres Passtor »Neiguan«

Dieser Akupressurpunkt liegt zwei Fingerbreit unter dem Handgelenk auf der Innenseite des Unterarms. Die Stimulation dieses Punk-
tes fördert die Konzentration und hilft bei Unentschlossenheit. Wenn
Sie das Rauchen oder ein anderes Laster aufgeben wollen, ist das
übrigens auch Ihr Punkt, denn ihm wird großes Suchthelferpotenzial
zugeschrieben. Zehn Sekunden stark pressen.

So schmeckt das Glück

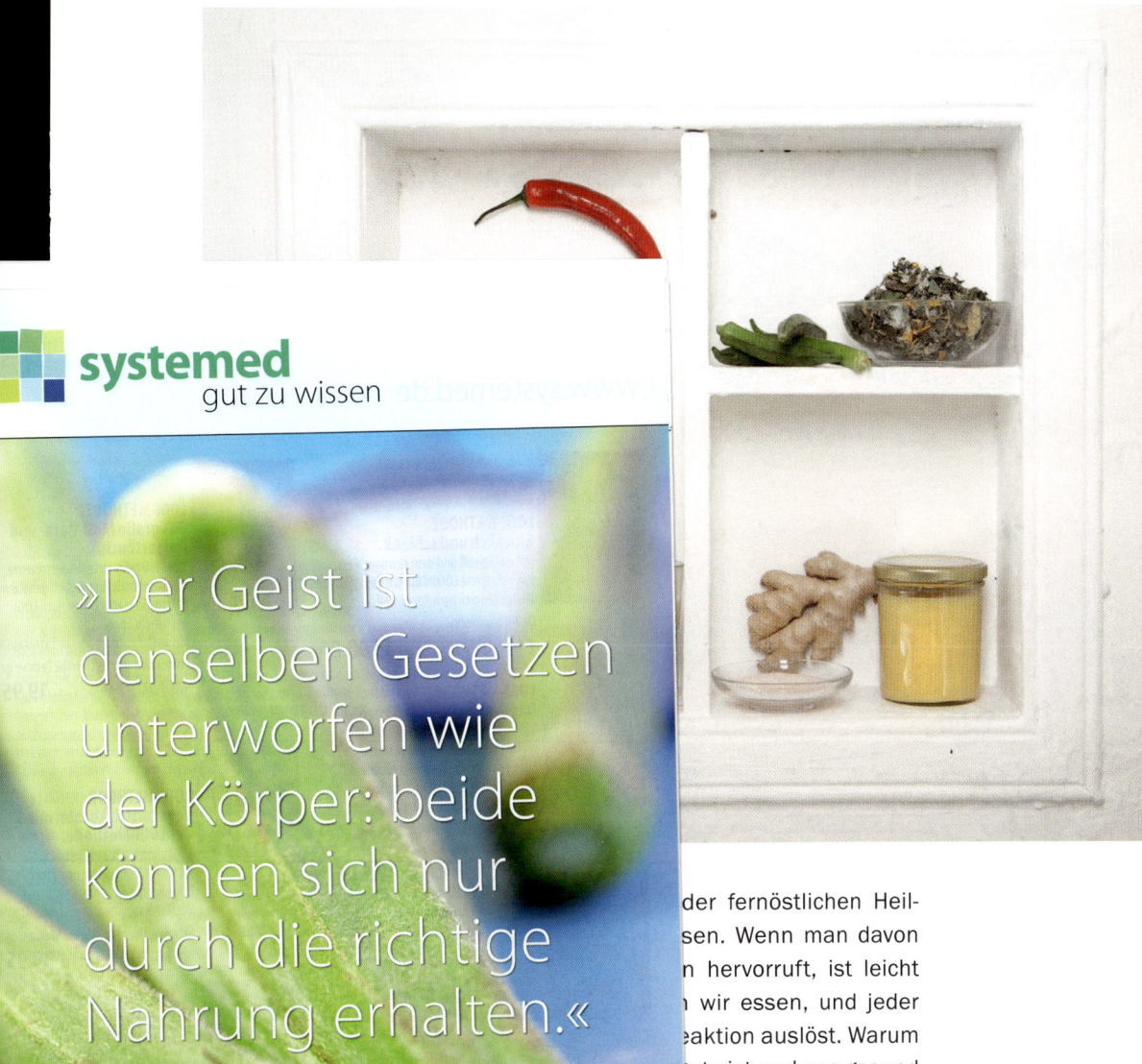

systemed
gut zu wissen

»Der Geist ist
denselben Gesetzen
unterworfen wie
der Körper: beide
können sich nur
durch die richtige
Nahrung erhalten.«

— Luc de Clapiers

der fernöstlichen Heil-
... sen. Wenn man davon
... n hervorruft, ist leicht
... n wir essen, und jeder
... eaktion auslöst. Warum
... gute ist und uns gesund
... ielt nämlich eine weit
... se ins Glück. Doch wie
... atschläge halten würden,
... n sich geben, dürften
... nd zwar eine gehörige
... ntig essen kinderleicht.
... punkte verlagern und

1. Weniger Weißmehlprodukte.
2. Weniger künstliche Zusatzstoffe.
3. Mehr energiespendende Lebensmittel.

Und dann gibt es noch ein paar spannende Informationen zu ein paar Nahrungsmitteln, die hier etwas ausführlicher besprochen werden sollen:

Diese sieben Lebensmittel in Maßen genießen:

1. Speiseeis und gekühlte Getränke schwächen laut chinesischer Medizin die Nieren, ein wichtiges Energiezentrum des Körpers.

2. Konservierungsmittel sind keine Nahrungsmittel, sie dienen lediglich einer verlängerten Haltbarkeit des Lebensmittels. Der Körper behandelt sie somit wie Giftstoffe, die in den Nieren abgebaut werden müssen. Die Nieren – wie gesagt das Energiezentrum des Körpers – werden überbeansprucht. Dieser »Nierenstress« kann übrigens auch der heimliche Auslöser von Augenringen sein.

3. Südfrüchte kühlen den Körper ebenfalls aus. Um Vitamin C aufzunehmen, sollten Sie im Winter lieber mehr Kohl, Wirsing, oder Sauerkraut essen – Gemüse, das ebenfalls viel Vitamin C enthält.

4. Salz ist eines der meistdiskutierten Lebensmitteln in Deutschland. Fakt ist, dass raffiniertes Tafelsalz überflüssig ist, da die meisten Lebensmittel bereits von Natur aus Natriumchlorid enthalten. Dem Körper genügt ein Teelöffel am Tag. Diese Menge wird meist mit der Nahrung gedeckt. Wer es dennoch herzhafter mag: gutes Salz ist unraffiniertes Meer- oder Steinsalz (Reformhaus).

5. Weißbrot macht extrem müde. Machen Sie doch einmal den Selbstversuch. Essen Sie drei Tage lang nur Weißbrot, Sie werden deutlich spüren, dass Sie Energie verlieren. Hintergrund: Weißbrot gehört zu den schnellen Kohlenhydraten. Sie lassen den Blutzuckerspiegel in die Höhe schnellen und ihn dann rapide fallen. Wir fühlen uns schlapp und antriebslos.

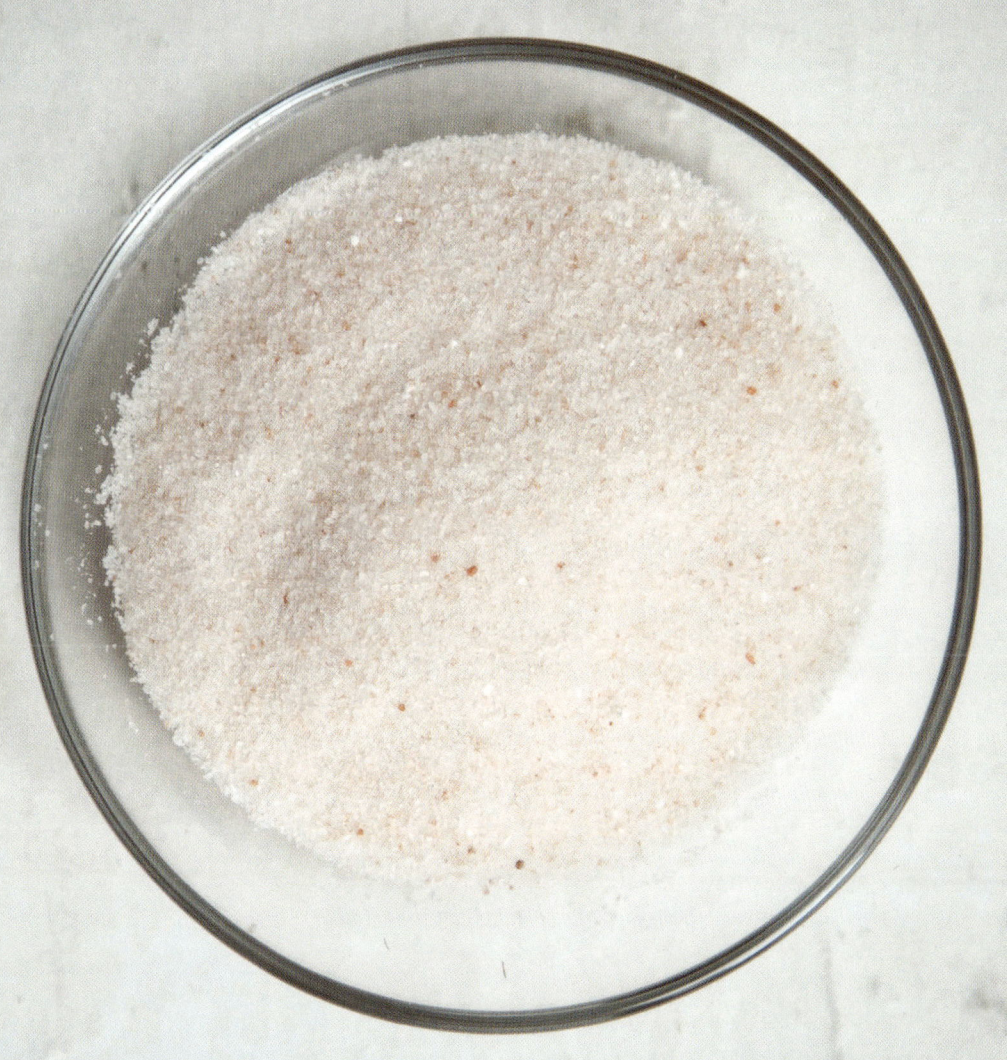

Das rosafarbene Himalayasalz ist umstritten, aufgrund nicht nachweisbarer angeblicher Vorzüge, wie u. a. höherer Mineralstoffanteil.

6. Rohe Nüsse und Samen sind grundsätzlich gesund, da sie viele Vitamine enthalten, die die Nerven stärken. Sie können aber auch Magen-Darm-Störungen verursachen, wenn Sie mit Kochsalz kombiniert werden, beziehungsweise die Mahlzeiten unmittelbar nacheinander verzehrt werden, wie zum Beispiel Müsli und danach ein Käsetoast.

7. Zucker schwächt die Darmflora. Gesunde Wirkstoffe können nicht mehr so gut aufgenommen werden.

Elf Lebensmittel beziehungsweise Tipps, die Sie gern regelmäßig beherzigen können:

1. Azuki-Bohnen sind wahre Energiebomben, reich an Ballast- und Mineralstoffen und Spurenelementen. Die Zusammensetzung ihrer Inhaltsstoffe soll die Nieren – unser Energiezentrum – stärken, heißt es in der ayurvedischen Küche.

2. Vollkornbrot, Vollkornnudeln, Vollkornreis. Die Liste der Vorzüge von Vollkornbrot ist endlos: Vitamin B_1, B_2, B_6 und E, Eisen, Kupfer, Magnesium, Mangan, Kalium, Spurenelemente, Fermente, die die Nerven, Nieren und Knochen stärken. Außerdem funktioniert Vollkornbrot wie eine Darmreinigung, da die unverdaulichen Keimlinge, die wieder ausgeschieden werden, den Darm »putzen«.

3. Die fernöstliche Küche hat einen Geheimtipp parat, der leicht umsetzbar und gut nachvollziehbar ist: Alle Geschmacksrichtungen sollten in einer Mahlzeit vorhanden sein. Süß, salzig, sauer, bitter, scharf und herb. Süß, sauer und bitter kann beispielsweise im Dessert durch bitteres Obst und süßen Joghurt eingenommen werden. Salzig, herb und scharf mittels Salz und Chili oder Pfeffer in der Hauptspeise. Hintergrund: Die verschiedenen Geschmacksrichtungen unterstützen verschiedene Körperfunktionen. Je mehr Richtungen, je mehr Unterstützung. Saure Speisen beispielsweise kurbeln die Verdauung an, bittere Nahrungsmittel unterstützen den Fettabbau, herbe Gerichte wirken energetisierend und zugleich beruhigend. Gutes Salz entgiftet, guter Zucker (Fruchtzucker) stabilisiert und beruhigt. Scharfes entgiftet ebenfalls und spendet Energie.

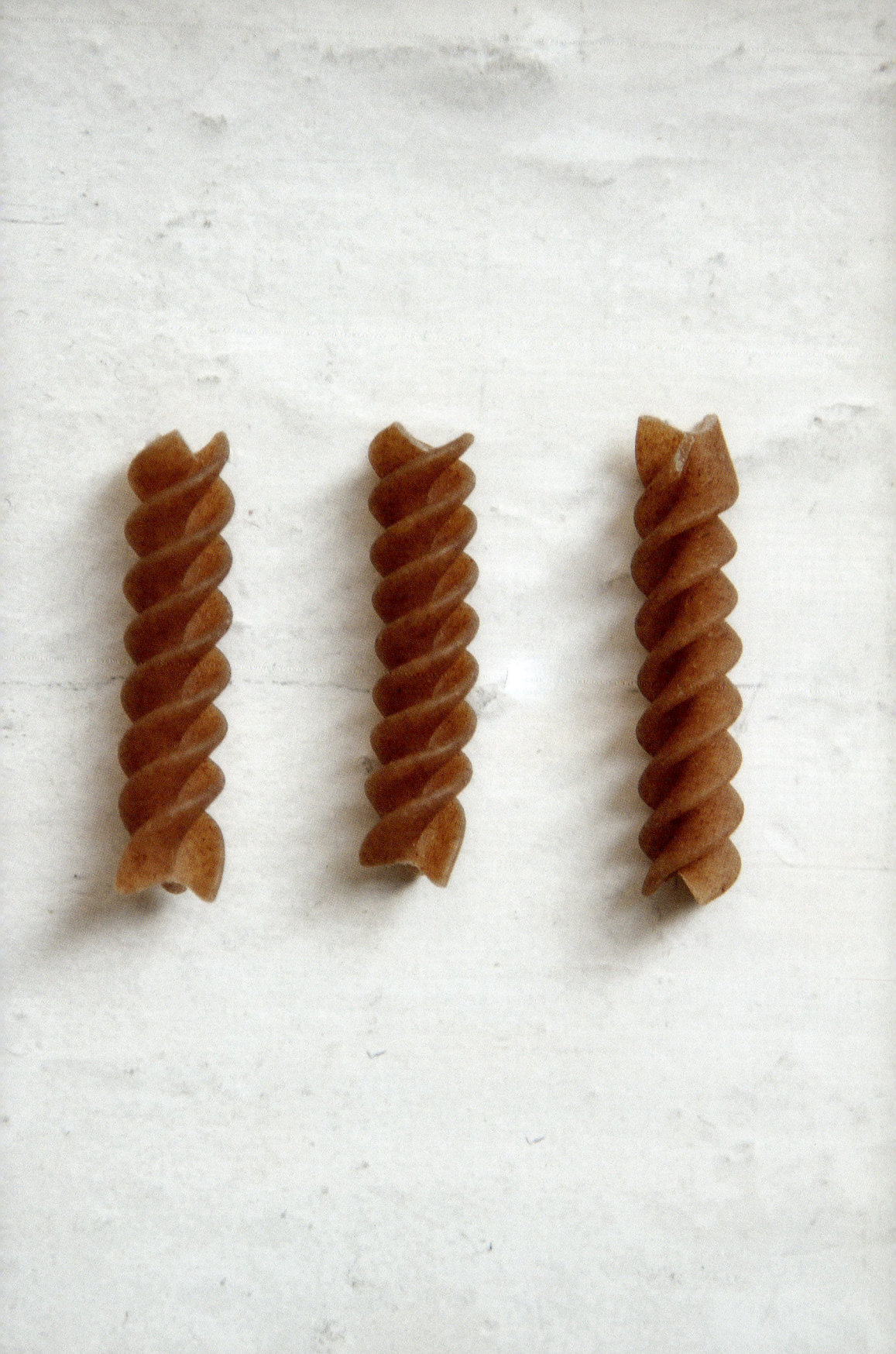

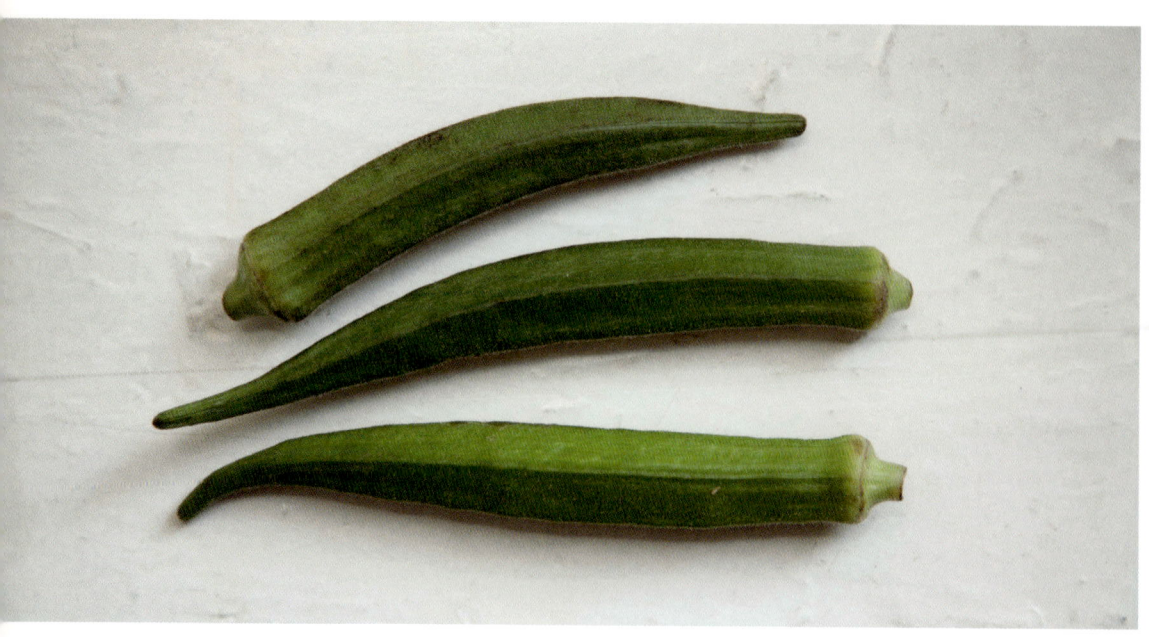

4. Okraschoten sind sehr gute Energiespender, stecken voller Mineralstoffe und Vitamine.

5. Ghee – indische Butter – wird auch das flüssige Gold genannt. Ihm werden wundersame Heilkräfte zugeschrieben. In Indien wird Ghee auch als Medizin eingesetzt. Das Fett wird so lange erhitzt, bis es keine Laktose mehr enthält. Dadurch ist es vom Körper leichter zu verdauen (96 Prozent Absorptionsrate – die größte unter allen Fetten). Gibt es im Reformhaus, ca. 5 Euro.

6. Sojamilch enthält viele Mineralien und Ballaststoffe und mehrfach ungesättigte Fettsäuren, die vom Körper selbst nicht produziert werden können, aber benötigt werden.

7. Tee (außer Schwarztee) ist nach Wasser eines der leicht bekömmlichsten Getränke. Ausreichende Flüssigkeitszufuhr hilft den Organen bei der Entgiftung, erleichtert den Nährstoffverkehr im Körper allgemein und wirkt ganz nebenbei auch noch wie sanfte Medizin.

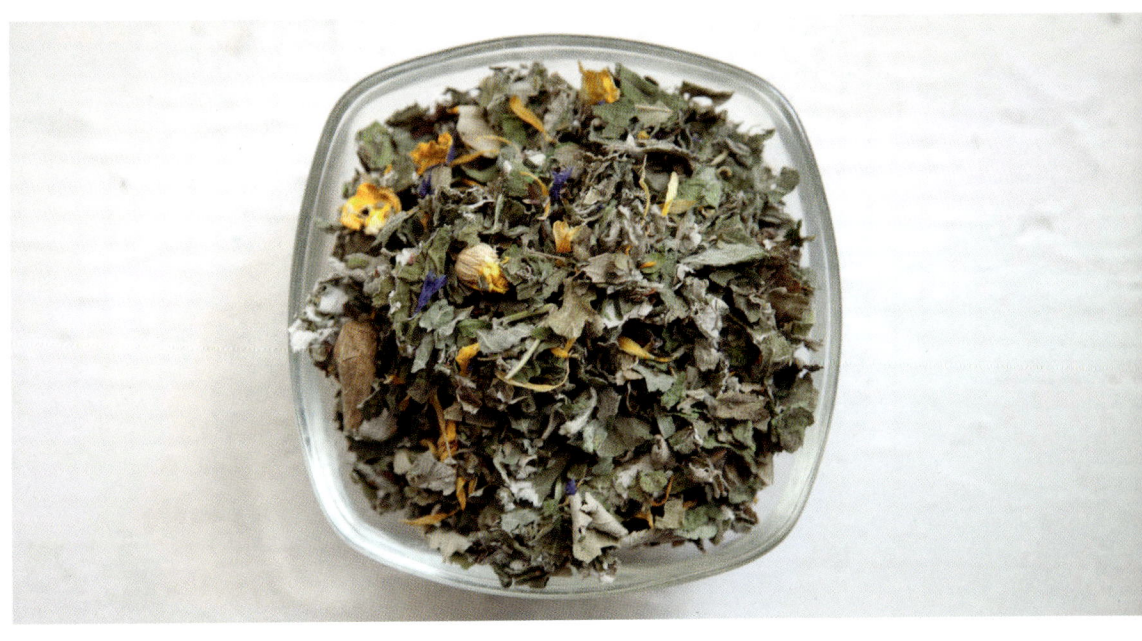

8. Gemüse. Am besten gedünstet, so viel wie möglich und das jeden Tag. Mit Gemüse kann man nichts falsch machen. Der Körper wird mit nahezu allen gesunden Nährstoffen, die diese Welt zu bieten hat, versorgt. Weiterer positiver Effekt: je höher der Gemüseanteil im Essen, je geringer wird automatisch der Anteil an Stoffwechsel belastendem Fleisch oder kohlenhydrathaltigen Speisen.

9. Olivenöl oder Sesamöl. Öl ist genauso wie Butter ein Fett und sollte deshalb in Maßen verwendet werden. Olivenöl ist ein sehr gutes Öl, wenn es kalt gepresst ist, weil dann bei der Herstellung 50 °C nicht überschritten wurde und die Wirkstoffe des Öls noch vollständig enthalten sind. Die beste Qualitätsstufe ist »nativ extra« oder »extra virgin« – die Formulierung besagt, dass der Säuregehalt unter ein Prozent liegt und das Öl besonders bekömmlich ist. Sind diese Bedingungen erfüllt, kann es auch das preiswerte Produkt einer bekannten deutschen Supermarktkette sein.

10 Das Frühstück. Laut ayurvedischer Medizin soll man morgens das Agni (Verdauungsfeuer) entzünden, um energievoll in den Tag zu starten. Hierfür eignet sich am besten gedünstetes Obst oder Getreidebrei und eine Tasse Tee. Üppiges Frühstück, mit Ei und Wurst, würde dieses Feuer löschen, wir fühlen uns den ganzen Tag schlapp und unkonzentriert.

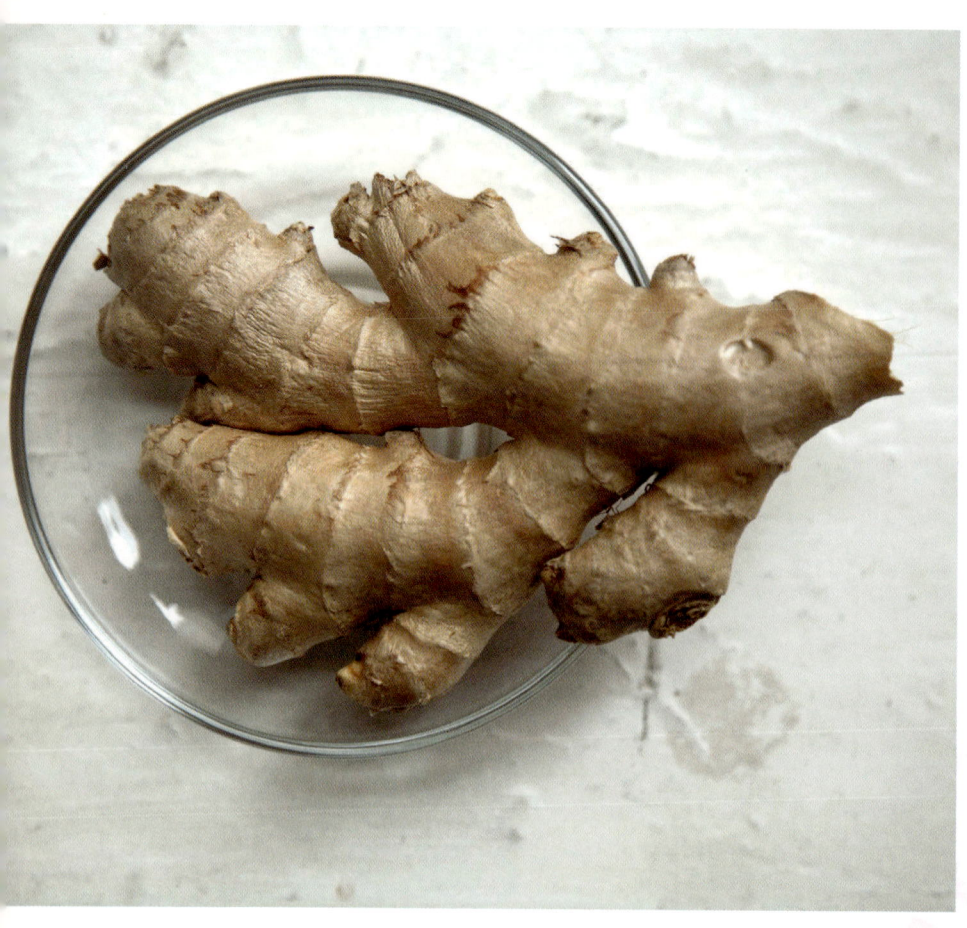

11. Ingwer ist ebenfalls ein nahezu unverzichtbares Lebensmittel zum Frühstück und eine der beliebtesten Zutaten der ayurvedischen Küche, die übrigens auch in keinem Arzneischrank fehlen sollte. Die scharfe Knolle wärmt den Körper von innen, spendet Energie (zum Beispiel als Tee) und ist der ideale Ersatz für den langfristig eher Müdigkeit auslösenden Kaffee.

TAG 5

Heute wollen wir noch ein bisschen tiefer in die Vergangenheit eintauchen. Egal, wohin Sie Ihren Blick wenden, ob in die Vergangenheit, Gegenwart oder Zukunft, wichtig ist nicht, was Sie erblicken, sondern, mit welcher Einstellung Sie die Dinge sehen. Haben wir die richtige Einstellung gefunden, werden Sie erkennen, dass um Sie herum die wertvollsten Schätze bereitliegen und immer da waren: die hellsten Erkenntnisse, die besten Fähigkeiten, Freude, Zuversicht, Glück. Sie waren nur ein wenig verstaubt. Auf geht's – betreten wir die Schatzkammer Ihres Lebens.

Der Mensch bringt täglich sein Haar in Ordnung, warum nicht auch sein Herz?

Indisches Sprichwort

Das göttliche Fundament – die richtige Einstellung

Die richtige Einstellung

Jeder von uns ist mit Visionen des Glücks geboren. Also persönlichen Vorstellungen davon, was uns glücklich macht. Wenn es uns schlecht geht, wir in einer Krise stecken, liegt das oft daran, dass wir unsere Visionen aus den Augen verloren haben oder wir zugelassen haben, dass der Ballast des Alltags sie verschüttet. Ein Zustand, der manchmal über Jahre unbemerkt voranschreitet. Durch Zufall entdeckt man die ein oder andere Vision plötzlich wieder. Erinnert sich vielleicht durch ein banales Gespräch mit einer Freundin an eine schlummernde Leidenschaft, einen Traum oder ein Faible. Mit der nun folgenden Übung wollen wir diese schlafenden Schätze sichtbar machen, ihre aktuelle Gültigkeit überprüfen und für den Fall, dass dieser Traum immer noch erfüllt werden soll, den Grundstein für seine Umsetzung legen. Unterstützend dazu gibt es eine Yogareihe, die Ihre Energien zentriert und hilft, sich auf sich selbst zu besinnen sowie ein paar andere Anwendungen, die unsere Sinne schärfen, uns sprichwörtlich zur BeSINNung bringen.

Wie in dem beliebten Hollywoodfilm »Und täglich grüßt das Murmeltier« ist unser Alltag oft von Routine geprägt. Aufstehen, frühstücken, zur Arbeit gehen, nach Haus kommen, essen, fernsehen, schlafen gehen. Und wieder ist nichts passiert. Diese scheinbar banale Beschreibung eines klassischen Tagesablaufs ist das heimliche Patentrezept zum Unglücklich sein. Gift für unseren Glückscocktail. Ein Beispiel: Wir wollen einen Song hören, schalten die Anlage ein, doch kein Ton ist zu hören. Schließlich fällt uns auf, dass die Box in der falschen Buchse steckt. Wir wechseln den Anschluss und schon ertönt die Musik. Die Einstellung war falsch.

Viele Menschen stehen mit dieser Einstellung auf beziehungsweise haben ihr bisheriges gesamtes Leben mit dieser Einstellung gelebt. Diese Einstellung heißt Erwartung. In dem Ausdruck ist das Übel wörtlich enthalten: warten. Wir warten darauf, dass endlich etwas Gutes passiert, dass uns etwas geschenkt wird. Verläuft der Tag dann ganz normal, ist die Folge Frust und Enttäuschung. Ein ganzer kostbarer Tag unseres Lebens wird mit einem großen Minus versehen, nur weil wir mit der falschen Einstellung aufgestanden sind. Und wie sieht die richtige Einstellung aus?

Die Funktion unserer Lungen beispielsweise enthält einen wichtigen Aspekt des Geheimcodes des Glücks: Ohne Ausatmen (Geben) der verbrauchten Luft kein Einatmen von lebensnotwendigem Sauerstoff (Nehmen). Das Geheimnis der Kunst des Gebens ist jedoch nicht der Akt des Gebens selbst, sondern die Einsicht über seine Selbstverständlichkeit. Es liegt in der Natur der Dinge, dass Erhalten nur durch vorheriges Geben funktioniert. Ganz einfach, weil sonst kein Platz wäre. Es gibt ein einfaches Sprichwort, das uncharmant klingt, aber in seiner wörtlichen Bedeutung sehr weise ist: Von nichts kommt nichts. Ohne Saatkorn kein Baum. Keine Frucht. Sie trägt das, was sie geben muss, bereits in sich. Die Saat für eine weitere Frucht. So sind auch wir Menschen angelegt. Dieses Naturgesetz ist allgegenwärtig. In allem, was wir erleben. Wir müssen es nur verinnerlichen, unser Bewusstsein dahingehend sensibilisieren.

Wenn wir also der Selbstverständlichkeit des Gebens ein größeres Areal in unserer Wahrnehmung einräumen, passiert das auch in unserem Gehirn. Die Einstellung wird zu einer Selbstverständlichkeit. Wir nehmen Geben und gewisse Anstrengungen und Niederlagen nicht mehr als Bürde wahr, sondern verstehen sie als den Lauf der Dinge. Wenn dieser Schalter umgelegt wird, Sie die richtige Einstellung haben, können die kleinen Hürden des Alltags sich Ihnen nicht mehr in den Weg stellen beziehungsweise Sie können sie leicht überwinden, weil Sie sie überschauen. Und damit kommt auch das Glück.

Ein zweiter, sehr ähnlicher Aspekt neben der richtigen Einstellung ist eine gewisse Selektion in unserer Betrachtung der Welt. Wenn wir uns negativen Erlebnissen und Situationen zuwenden, wird in unserem Gehirn dafür ein größeres Areal eingerichtet. Folge: Wir sind für Negatives sensibilisiert und unsere Einstellung wird somit ebenfalls negativ. Wenn Sie bewusst die Entscheidung treffen, glücklich zu sein, sich bewusst schönen und glücklichen Momenten in Ihrem Leben zuwenden, werden Sie automatisch glücklicher werden. Selbst wenn Sie es zu diesem Zeitpunkt noch nicht sind. Damit ist nicht gemeint, das Weltgeschehen auszuklammern, sich in einen nach Rosen duftenden Kokon zu setzen und den ganzen Tag Erdbeermilch zu trinken. Setzen Sie sich mit negativen Ereignissen auf folgende

Weise auseinander: Was ist passiert? Kann ich helfen? Nein? Dann versuche ich mich einer wichtigeren Sache zuzuwenden. Ich kann helfen? Wie? Ich helfe und wende mich dann der nächsten Sache zu. Es gibt ein sehr pragmatisches Motto in den USA: »Lead, follow or get out of my way.« Führe, folge oder geh mir aus dem Weg. Pragmatisch und gesellschaftlich durchaus sinnvoll. So ist jedem im Gesamtgefüge geholfen. Und das unter Berücksichtigung unserer natürlichen Bestimmung. Jeder nimmt die Rolle ein, für die er geschaffen ist. Niemand bremst den anderen unnötig aus. Leben, im Einklang mit uns und anderen. Eigentlich ganz einfach. Vorausgesetzt, es hat »Klick« gemacht.

Die Zeit, mit der wir die Vergangenheit betrauern, können wir auch nutzen, um die Zukunft zu gestalten.

Herkunft unbekannt

Das mit dem »Klick« ist zugegeben nicht immer so leicht in einem Land, das laut einer europaweiten Studie der EU-Kommission Europameister im Jammern ist. Doch es gibt einen ganz einfachen Trick, dem Gejammer auf die Schliche zu kommen und es aufzulösen: Hinterfragen Sie in jeder Situation, warum Sie das Problem haben, wie zum Beispiel zu wenig Zeit für Ihre Hobbys. Haben Sie sich vielleicht noch immer nicht um einen Babysitter gekümmert? Oder zu wenig Geld. Geben Sie wirklich alles in Ihrem Beruf? Unzufrieden mit dem Freundeskreis? Ihre Freunde melden sich nicht? Haben Sie regelmäßig auf E-Mails und Anrufe geantwortet? Gehen Sie so mit all Ihren Sorgen vor und Sie werden sehen, dass es für nahezu alles eine Lösung gibt. Und dann gehen Sie die Lösung an. Die Kraft dafür können Sie zu einem großen Teil aus diesem Konzept schöpfen.

Doch manche Probleme oder Verhaltensmuster liegen tiefer verborgen, weil sich die Ereignisse, auf denen sie beruhen, weit in der Vergangenheit befinden und unsere Verhaltensmuster über Jahre geprägt haben. An diese Ereignisse wollen wir nun herangehen und sie mithilfe einer altbewährten Methode etwas entschärfen.

Die Fallstricke auf dem Weg ins Glück

Entlarven Sie Ihre Glücksvermeidungsstrategien oder Blockaden. Dafür brauchen Sie zwei Blatt Papier und einen Stift. Versuchen Sie, so weit es geht für einen ruhigen Abend zu sorgen. Vielleicht können Sie das Telefon ausstellen und eine gemütliche Stimmung erzeugen. Wenn Sie es nicht sofort schaffen zur Ruhe zu kommen, erledigen Sie noch etwas oder kochen sich einen beruhigenden Melissentee. Die ätherischen Öle der Melisse wirken sedativ (beruhigend), leicht Angst lösend und lindern Stimmungsschwankungen (acht Minuten ziehen lassen). Wenn Sie so weit sind, legen Sie die beiden Seiten vor sich auf den Tisch. Jedes Blatt bekommt eine Überschrift:

1. Träume
2. Zweifel

Versuchen Sie nun, sich an alles, was Sie immer schon machen wollten, aber nie getan haben, zu erinnern. Was ist das?

Schreiben Sie Ihre Träume auf das erste der zwei Blätter. Es gibt kein Limit. Alles, was Ihnen einfällt, darf notiert werden. Vielleicht hilft es Ihnen, die Etappen Ihres Lebens im Geiste noch einmal zu durchwandern. Was war Ihr größter Traum in der Kindheit, Schulzeit, im frühen Berufsleben, und wie sieht es jetzt im Moment aus?

Wenn Sie zwischendurch eine Pause benötigen, nehmen Sie sich die Zeit. Sie können auch gern zwischendurch eine Freundin anrufen, sollten aber während des Schreibens konzentriert und eher allein bleiben. Oft fällt uns, wenn wir anfangen, zunächst nichts ein oder wir wissen vor lauter Erinnerungen gar nicht, wo wir anfangen sollen. Lassen Sie einfach Ihren Gedanken freien Lauf und notieren Sie die Bilder und Situationen, die sich Ihnen offenbaren.

Jetzt kommen wir zu Blatt Nr. 2. Schreiben Sie nun alles auf, was Ihnen an Verletzungen und Enttäuschungen, an traurigen Erinnerungen, welcher Form auch immer, in den einzelnen Episoden Ihres Lebens widerfahren ist. Versuchen Sie sich jedes einzelne Erlebnis vor Augen zu führen, auch wenn es unangenehm ist. Dies ist eine notwendige Vorbereitung, um diese Erinnerungen zu lösen und das Muster zu erkennen – wenn es eines gibt. Was hat Sie immer wieder von Ihrem Glück abgehalten? Wir können mit dieser Übung kein Muster und keine Erinnerung löschen, aber Sie werden nach diesem Ritual eine andere Beziehung zu den schlechten Erinnerungen haben. Überlegen Sie, wenn Sie alle schlechten Erfahrungen niedergeschrieben haben, auch, welche Ausreden Sie damals und vielleicht auch noch heute für die Nichtumsetzung Ihrer Träume angeführt haben. Einwände der Eltern oder Großeltern? Haben Sie selbst an sich gezweifelt? Hatten Sie Angst? Kein Selbstvertrauen? Schreiben Sie die lautesten Zweifel auf. Zweifel und Unbehagen sind grundsätzlich notwendige Begleiter, die wie ein Frühwarnsystem funktionieren, jedoch können Einflüsse von außen sie so sehr vergrößern, dass wir den Mut verlieren, an uns zu glauben und Zweifel zu unserer Grundeinstellung wird, anstatt ein nützlicher Scheinwerfer für den richtigen Weg.

Diese äußeren Umstände können durch bestimmte Erziehungsmuster im Elternhaus verursacht werden, wie beispielsweise Demütigungen über Jahre. Oftmals nehmen wir dieses Gift der Eltern-Kind-Beziehung als Kinder gar nicht wahr, sind nur irgendwie frustriert, denken vielleicht, das muss so sein, es sind schließlich meine Eltern, sie müssen mich ja erziehen. Erst später wird uns bewusst, dass wir wenig motivierende Worte gehört haben, dafür viel Zweifel an unseren Handlungen geäußert wurde, dass die Eltern eher mit sich selbst als mit uns beschäftigt waren. Erfahrungen dieser oder ähnlicher Art in unserer frühesten Kindheit prägen uns, und leider können sie unser Handeln auch immer wieder sabotieren. Erfolgsvermeidungsstrategie nennt sich eine Folge einer gestörten oder zumindest fragwürdigen Eltern-Kind-Beziehung.

Von Erfolgsvermeidungsstrategien sprechen wir, wenn Sie sich immer wieder selbst von Ihrem Glück abhalten, weil Sie entweder nie gelernt haben, Dinge alleine zu Ende zu bringen oder weil das Muster der Erfolglosigkeit von Ihren Eltern vorgelebt wurde. Eine falsche Schicksalsergebenheit, die Sie unbewusst übernehmen. »Mein Leben ist schlecht, alles was ich tun kann, ist, es zu ertragen.« In diesem Muster steckt tatsächlich der Teufel, denn oftmals – auch wenn wir uns längst weit von unserem Elternhaus entfernt haben, suchen wir uns Freunde aus, die die Rolle der Eltern fortführen. Ganz einfach, weil wir es gewohnt sind, so zu leben. Und was wir kennen, ist uns angenehm.

Sehen Sie sich Ihren Freundeskreis einmal genau an. Freunde, die uns schmerzhaft enttäuscht haben, sind oftmals von Anfang an gegen unser Gefühl ausgewählt worden. Ein Beispiel: Sie haben sich mit Ihrer besten Freundin verkracht. Erneut. Sie ist immer schon ein bisschen anstrengend gewesen, aber eigentlich reicht es Ihnen jetzt und Sie würden die Freundschaft am liebsten beenden. Zu oft schon kam es zu Verletzungen oder Misstrauen, zu vielen Situationen, in denen Sie sich gefragt haben, ob man auf dieser Basis überhaupt noch von Freundschaft sprechen kann. Versuchen Sie sich zu erinnern, wie Sie sich kennengelernt haben. Begann die Freundschaft vielleicht mit einem Konflikt? Hatten Sie vielleicht ein ganz bestimmtes negatives Bild von dieser Person und dennoch sind sie irgendwie Freunde geworden? Es ist sehr wahrscheinlich, dass Sie mit dieser Freundschaft einen alten Knochen abzunagen hatten. Das könnte beispielsweise sein, dass sie eine sehr konfliktvolle Beziehung zu Ihrer Mutter hatten oder haben und diese Freundin ähnliche Reaktionsmuster aufweist. Indem Sie sich in diese Situation einer Freundschaft mit ihr begeben, fühlen Sie sich zunächst wohl, weil die Art des Konfliktes vertraut ist – Sie kennen dieses Muster. Aber es wird nicht zur Heilung führen, dieses Muster immer wieder zu bedienen und sich immer wieder in Beziehungen dieser Art zu begeben. Sie müssen das Muster brechen und erkennen, was gut für Sie ist und was nicht. Selbst auf die Gefahr hin, eine Weile etwas einsamer zu sein. Ein Leitspruch sei Ihnen bereits an dieser Stelle mit auf den Weg gegeben:

Wenn es weh tut, kann es keine Liebe sein.

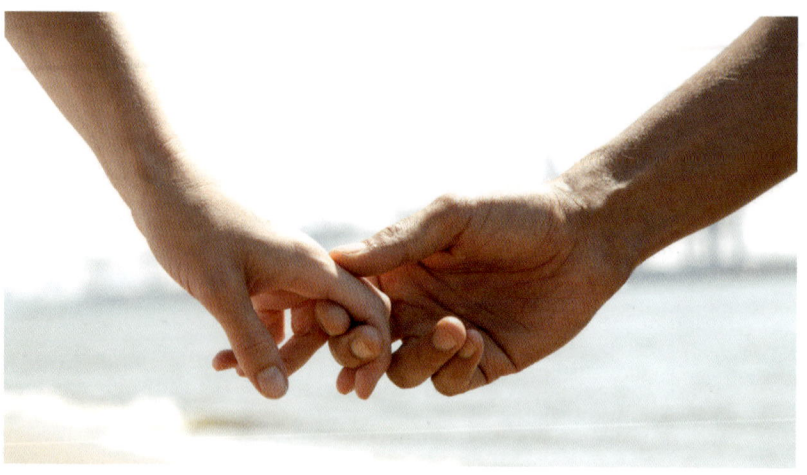

Das Geschehene können wir nicht rückgängig machen. Was wir tun können ist, uns ab jetzt in einen Zustand zu versetzen, der uns gelassen, konzentriert und entspannt durch die Welt gehen lässt, damit wir besser verstehen, was uns unser Herz zu sagen hat, sodass wir von vornherein vermeiden, uns in selbst sabotierende Situationen zu begeben, sondern nur noch mit Menschen, Arbeitssituationen und Erlebnissen konfrontiert werden, die wir uns bewusst ausgesucht haben, die zu uns passen und die wir als angenehm empfinden, weil sie unsere tiefsten Bedürfnisse befriedigen.

Wir beenden die Übung, indem wir die Zweifel verbrennen. Alles, was Sie je davon abgehalten hat, Ihre Träume umzusetzen, wird nun gelöscht. Zerreißen Sie das Blatt Papier in kleine Stücke und zünden es an – vorsichtshalber am besten im Garten oder in der Bade- oder Duschwanne. In dieser Übung schlummert mächtiges Heilungspotenzial. Das Bild der brennenden und zu Asche zerfallenden Zweifel wird in Ihrem Unterbewusstsein von nun an immer bei Ihnen sein und dabei helfen, alte Verhaltensmuster ohnmächtig und neue optimistischere Wege möglich zu machen.

All die kleinen Energieräuber und schwarzen Regenwolken, die Sie mitunter unbewusst in schlechte Stimmung versetzt haben, werden gelöst. Nicht gänzlich. Sie sind noch da, verknüpft mit Ihren Erinnerungen, feinstofflich gespeichert in den Tiefen Ihrer Zellstrukturen. Wir räumen nur auf.

Die Asche können Sie am besten in eine kleine Schachtel füllen und in einen Fluss streuen, denn der Symbolcharakter des Wassers, das Ihre Sorgen wegspült, verstärkt die Effizienz des Rituals. Stellvertretend für den Fluss können Sie aber auch die Toilette oder das Waschbecken nehmen. Auch hier spült das Wasser Ihre Sorgen weg. Beenden Sie das Ritual mit Ihrem bereits bekannten Gebet:

»Durch die Kraft Gottes/des Universums, dem Allmächtigen, danke, dass Du mich jetzt und hier geheilt hast, in vollem Vertrauen, Glauben und Dankbarkeit, so sei es.«

Und fügen Sie den Satz hinzu:

Möge ich glücklich sein.

Das Blatt Papier, auf dem Ihre Träume stehen, können Sie am besten zusammenfalten und hinten in Ihr Buch legen. Wir kommen am Ende, wenn wir den Glücksvertrag unterschreiben, darauf zurück. Es ist ein sehr wichtiger Bestandteil des Konzeptes.

Am besten verbringen Sie den Rest des Abends in Ruhe, mit einem schönen Film oder einem Entspannungsbad. Was auch immer es ist, tun Sie sich etwas Gutes, denn Sie haben viel geschafft und Ihr Geist dankt Ihnen eine kleine Erholungspause. Wenn Sie ein Mensch sind, der bei Sport und unter Menschen eher entspannt als in Ruhe und allein, dann ist dieser Weg genauso gut.

TAG 6

Es ist Zeit, nach all der Geistesarbeit heute den Körper wieder einzubeziehen. Nach zwei wichtigen Bewusstseinsübungen möchten wir Ihnen heute u. a. das Pantha Yoga Chi vorstellen – eine Yogareihe, die Sie wie eine Rakete auf den schönsten Planeten unseres Universums katapultieren wird: in Ihre Mitte.

1. Harakiri

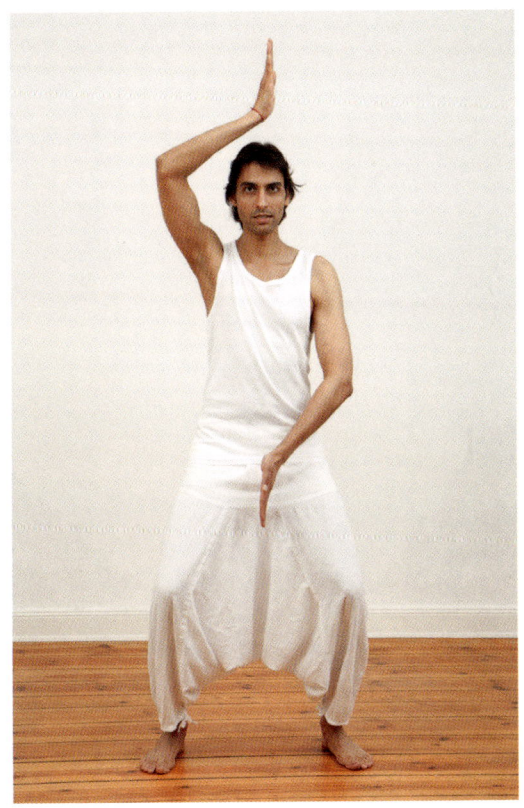

Funktion: Alles Überflüssige loswerden. Reinigung.
Stellen Sie sich aufrecht hin, die Füße stehen schulterbreit auseinander. Platzie-
ren Sie Ihre linke Hand (symbolisiert das Ying, die Verbundenheit mit der Erde)
zwischen Ihren Oberschenkeln. Die Fingerspitzen sind nach unten gerichtet. Die
rechte Hand (symbolisiert das Yang, die Verbindung des Kronenchakras mit dem
Himmel) wird über dem Kopf platziert. Die Fingerspitzen sind nach oben gerichtet.
Atmen Sie laut aus, indem Sie die Silbe »Ha« aussprechen. Tief wieder einatmen.
Elfmal wiederholen.

2. There is no Limit

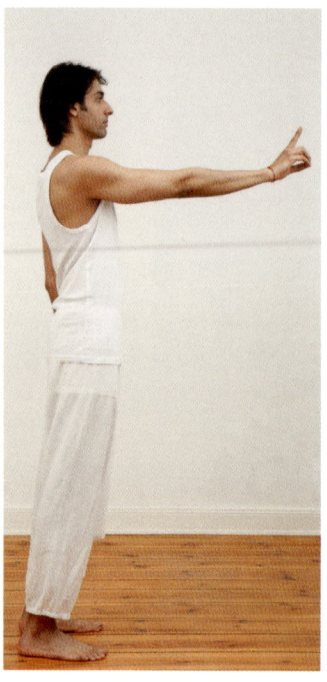
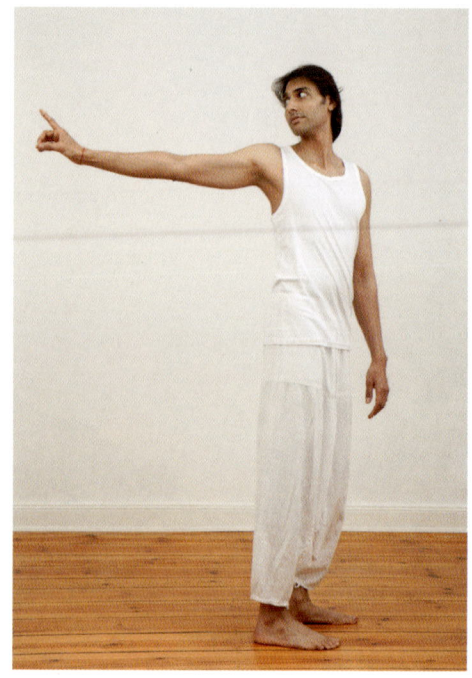

Funktion: Bewusstmachung eigener Grenzen. Ermutigung.
Stellen Sie sich schulterbreit hin. Strecken Sie Ihren rechten Arm nach vorn aus und spreizen Sie den Zeigefinger.

Nun drehen Sie Ihren Oberkörper mit gestrecktem Arm nach hinten, so weit Sie können. Merken Sie sich den Punkt, an dem es nicht mehr weiter geht, und kommen Sie in Ihre Ausgangsposition zurück. Schließen Sie die Augen und stellen Sie sich vor, diese Bewegung um 360 Grad machen zu können. Öffnen Sie langsam die Augen. Strecken Sie den Finger wieder vor sich aus und drehen Sie sich erneut. Was ist passiert? Sie haben sich viel weiter gedreht, als Sie geglaubt hätten? Jetzt wissen Sie, wie Ihr Geist funktioniert. Aus Sicherheitsgründen hat der Masterplan der Evolution einen Sicherheitspuffer in unsere Risikobereitschaft eingebaut, um uns vor Verletzungen, Unfällen u. Ä. zu schützen. In unserer weitestgehend zivilisierten Welt ist dieser Puffer oftmals unnötig hoch auf Sicherheit eingestellt, auch in Situationen, in denen gar keine Gefahr besteht. Diese Übung soll zum einen Mut machen und zeigen, wie viel Potenzial sowohl Ihres Willens als auch Ihres Körpers in Ihnen schlummert.

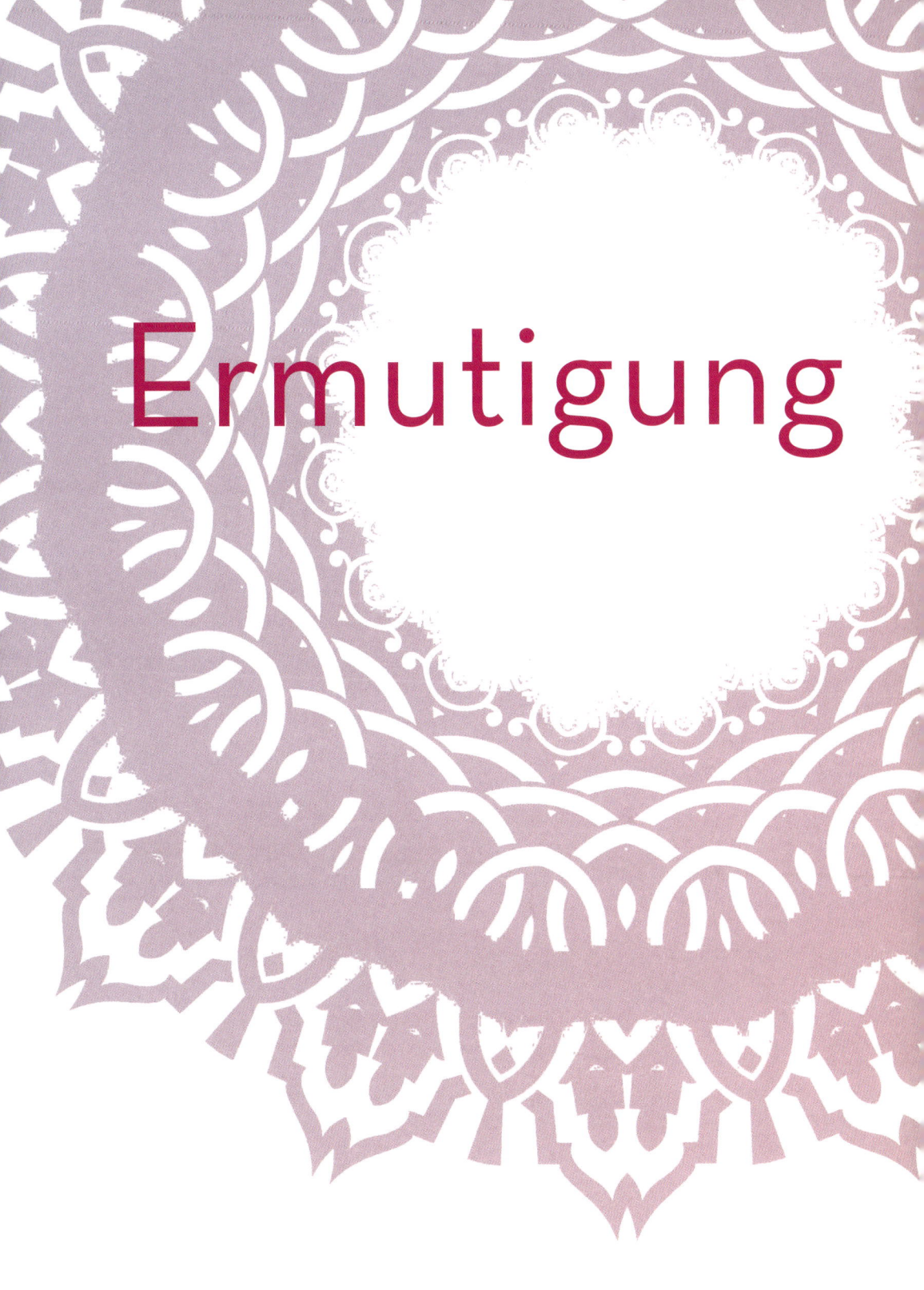

Ermutigung

Yoga-Chi

Nun folgt eine Yogareihe, die Ihre Sinne weckt, zentriert und die beide Körperhälften in Einklang bringt. Gleichzeitig energetisiert die fließende Abfolge der Übungen und fördert geistige Gelassenheit.

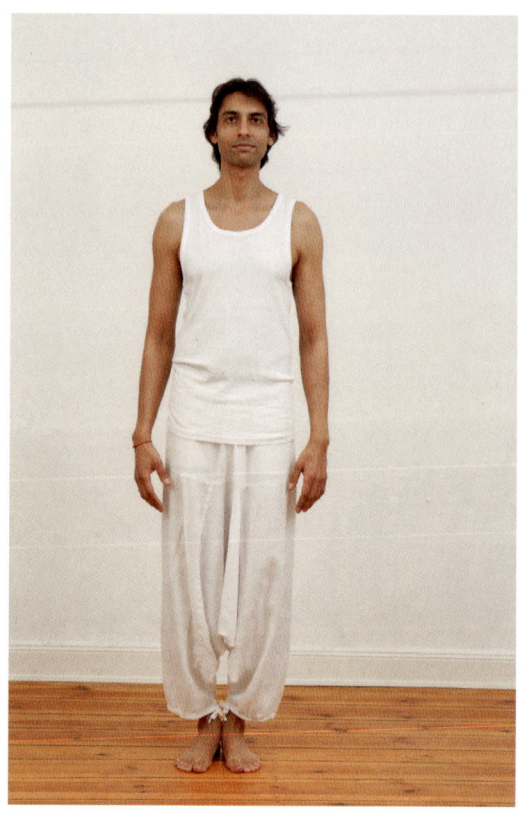

Stellen Sie sich aufrecht hin.

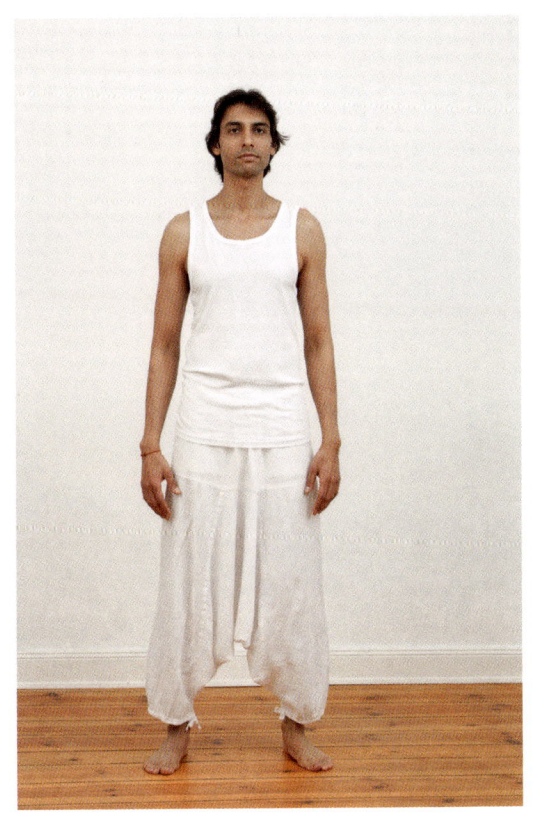

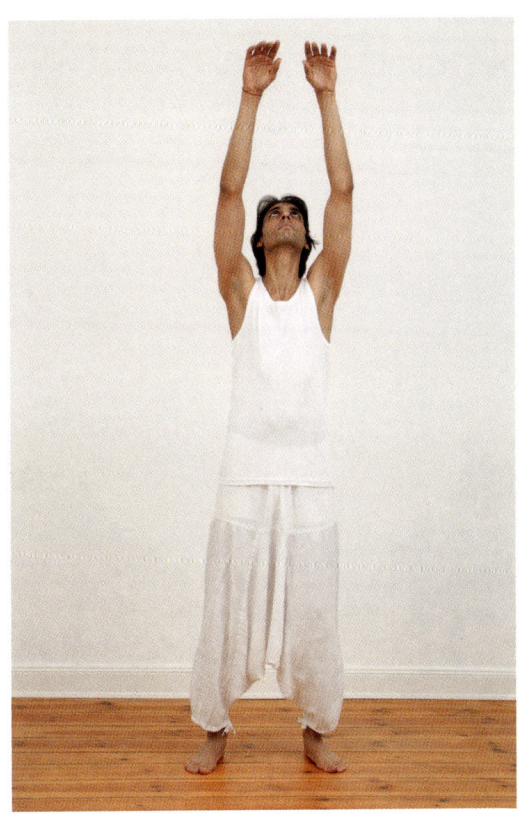

Die Füße hüftbreit auseinander.

Einatmen, die Arme nach oben ausstrecken.

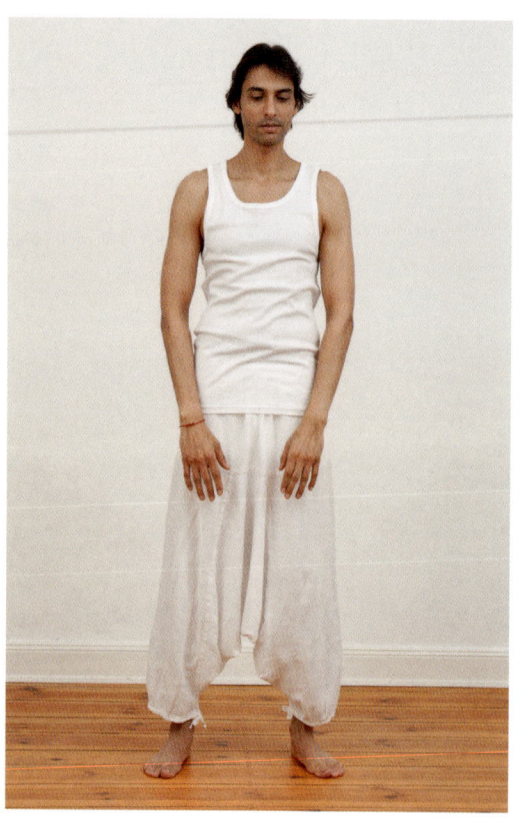 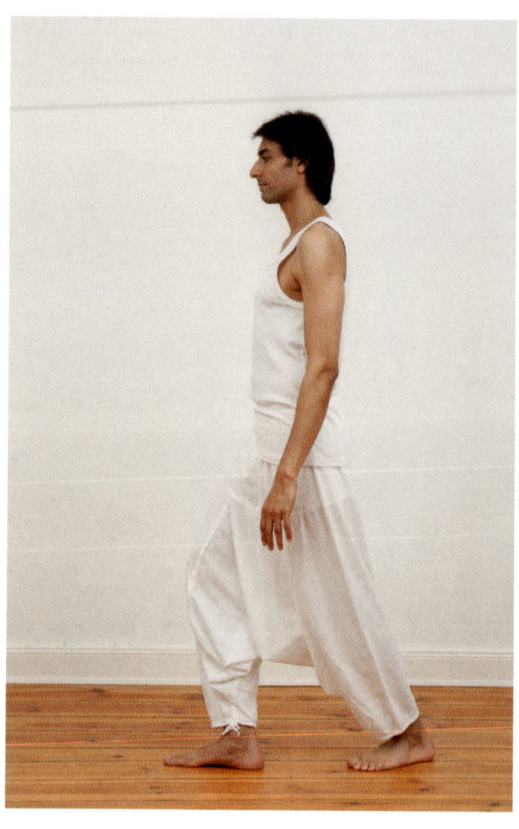

Ausatmen, Arme absenken.

Drehen Sie nun Ihren Oberkörper nach rechts. Die Füße bleiben an ihrem Platz, drehen sich aber mit.

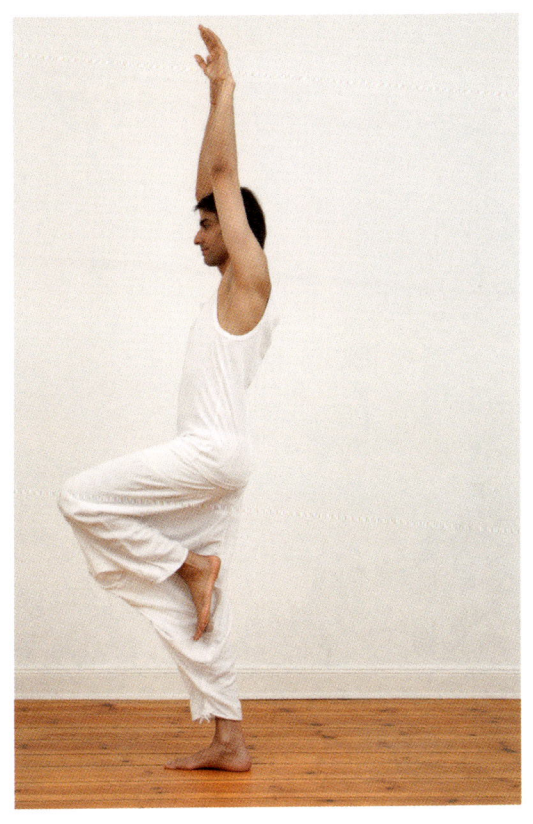 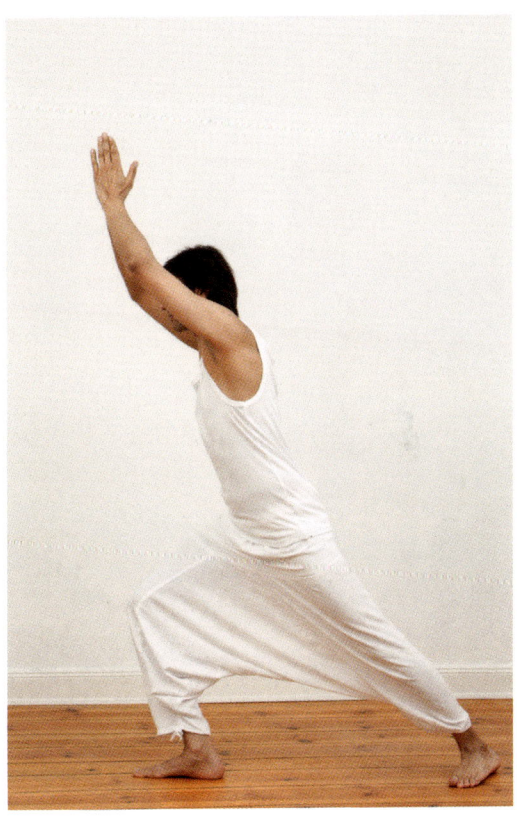

Jetzt das linke Knie heben, einatmen und
die Arme nach oben strecken.

Das Bein nach hinten abstellen.

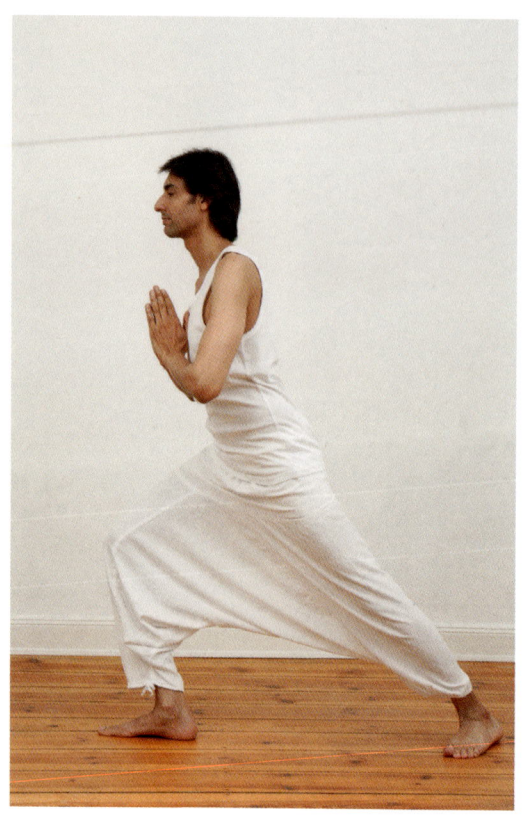 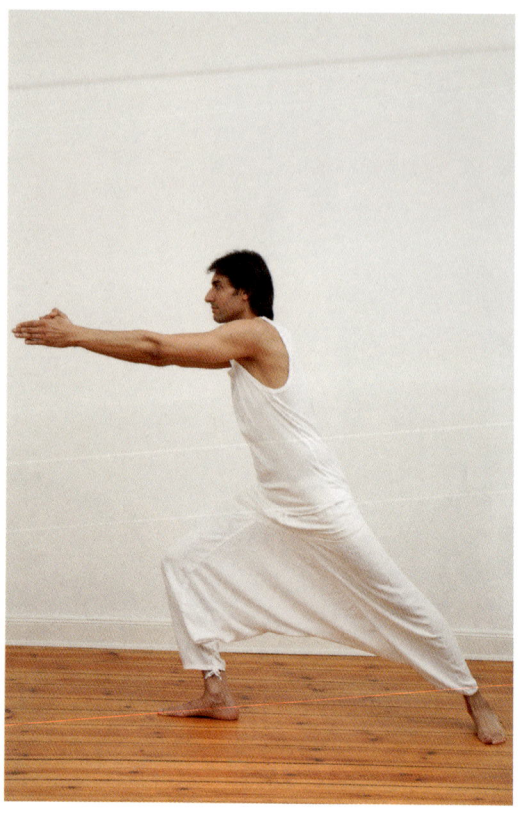

Die Hände vor dem Herzchakra positionieren.
Einatmen.

Ausatmen, die Arme nach vorn ausstrecken.

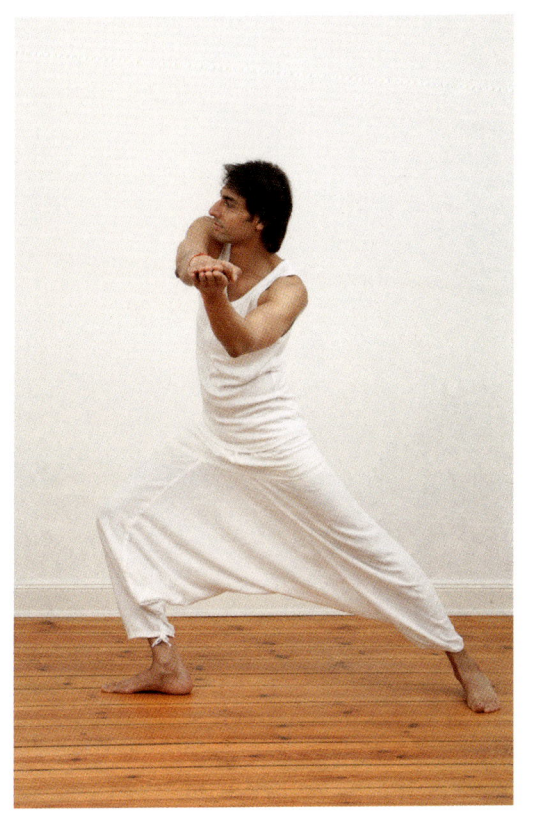 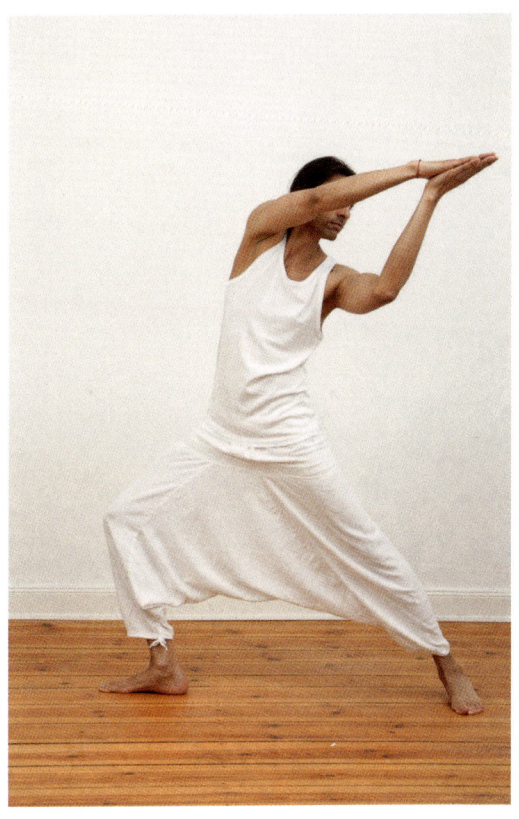

Jetzt tief einatmen und dabei die Arme einmal
im Kreis um Ihren Oberkörper herum drehen,
während die Füße an ihrem Platz bleiben.

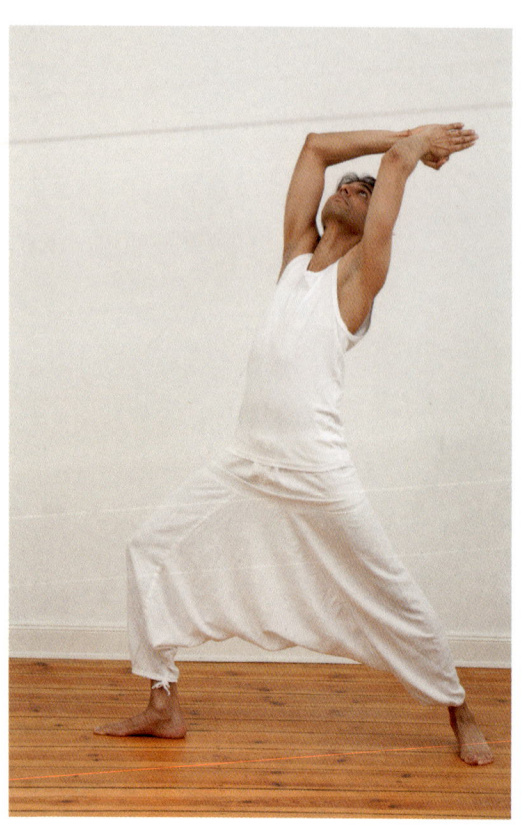
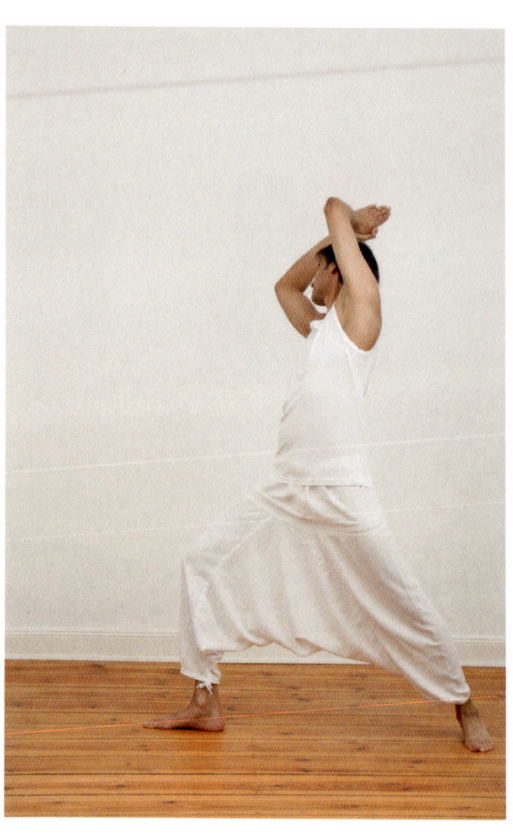

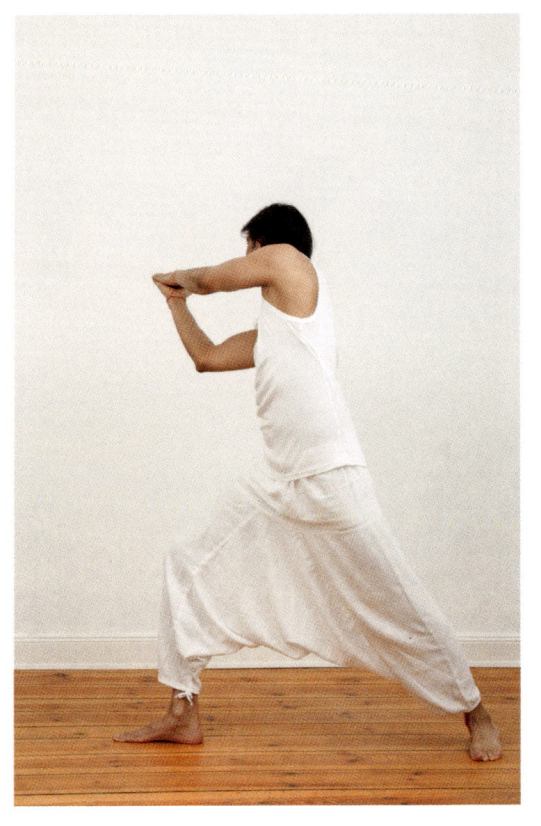 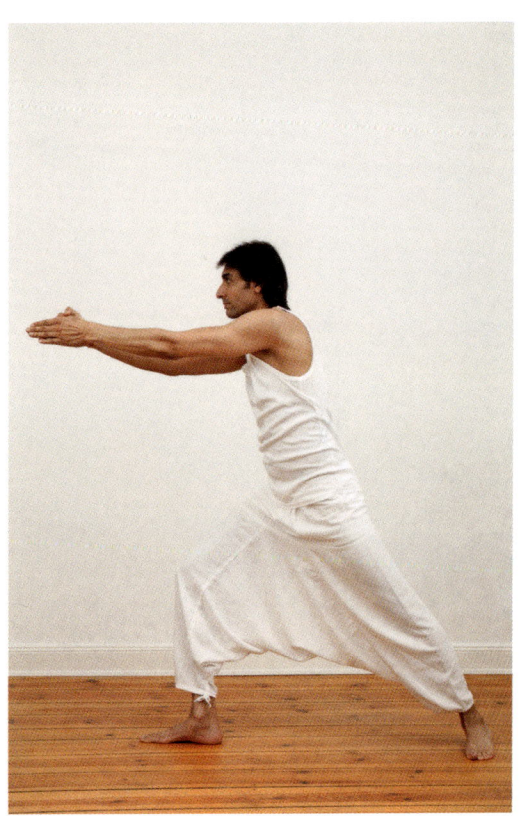

Ausatmen.

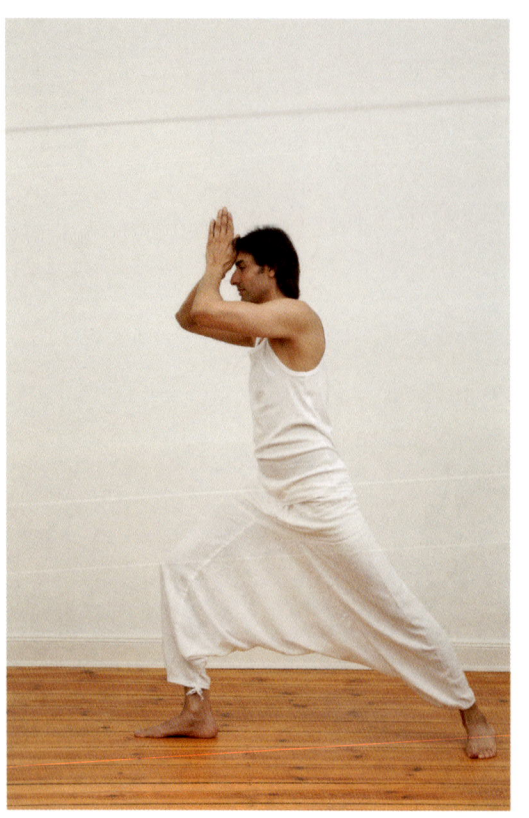 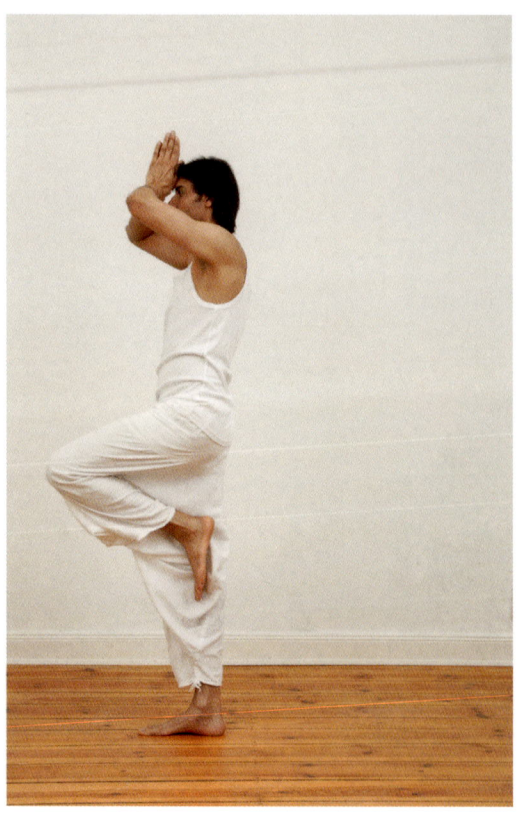

Tief einatmen und die Hände an das dritte Auge führen.

Linkes Knie anheben.

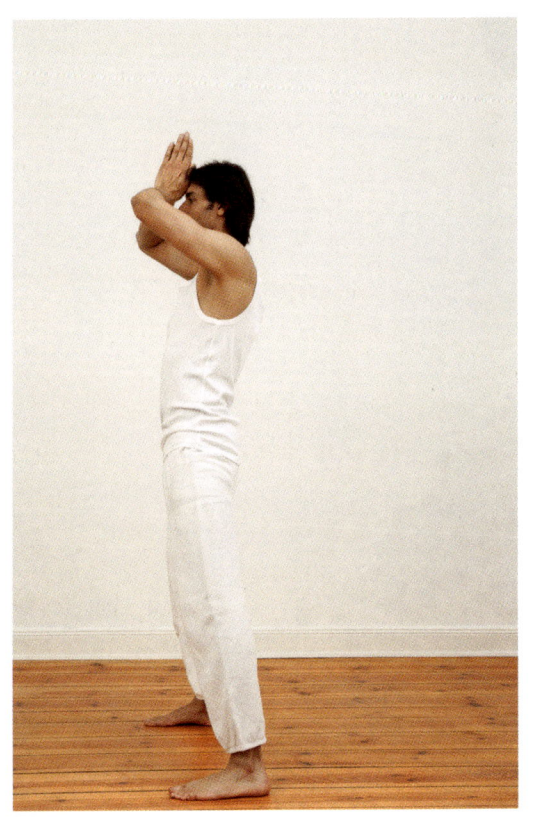 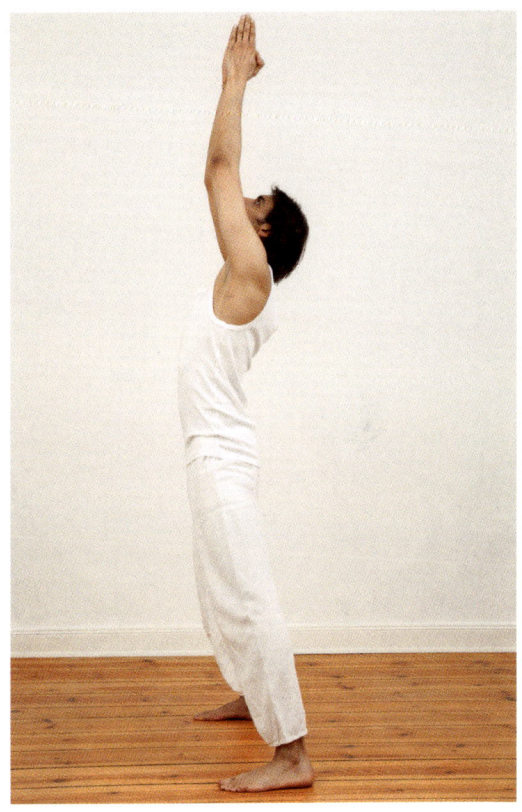

Und zur Seite hin abstellen. Ausatmen.

Tief einatmen, die Hände nach oben ausstrecken.

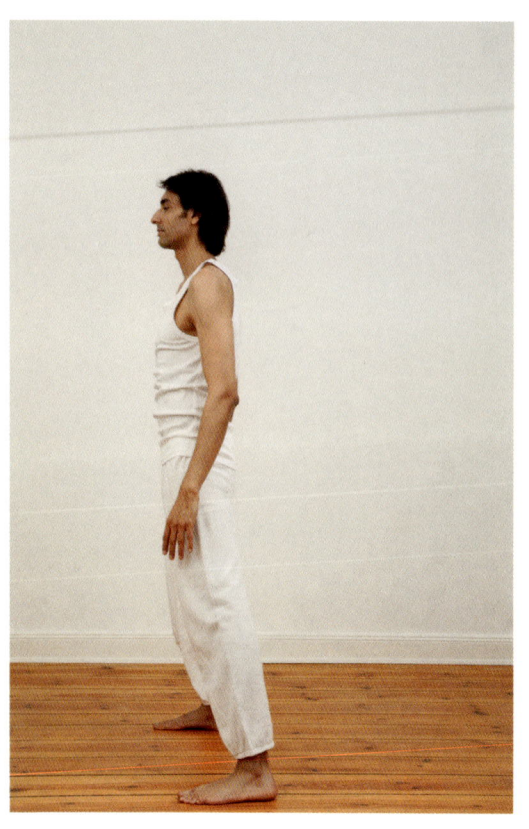 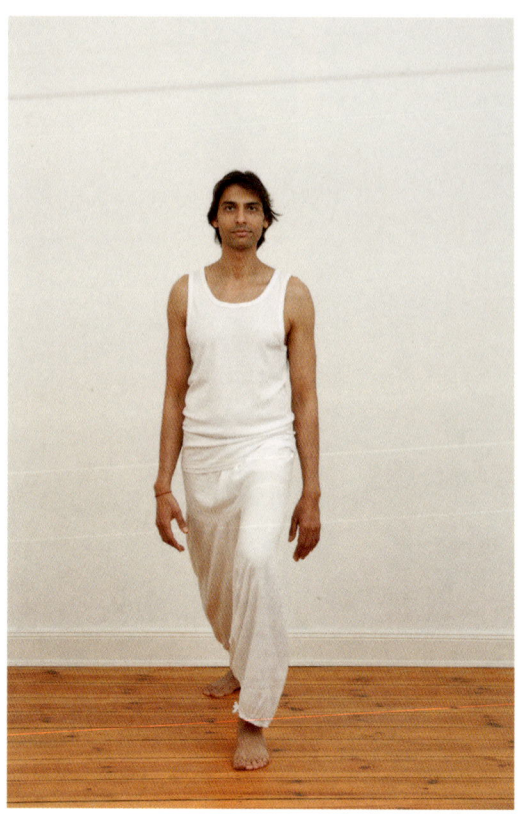

Hände absenken. Ausatmen.   Den Oberkörper nach links drehen.

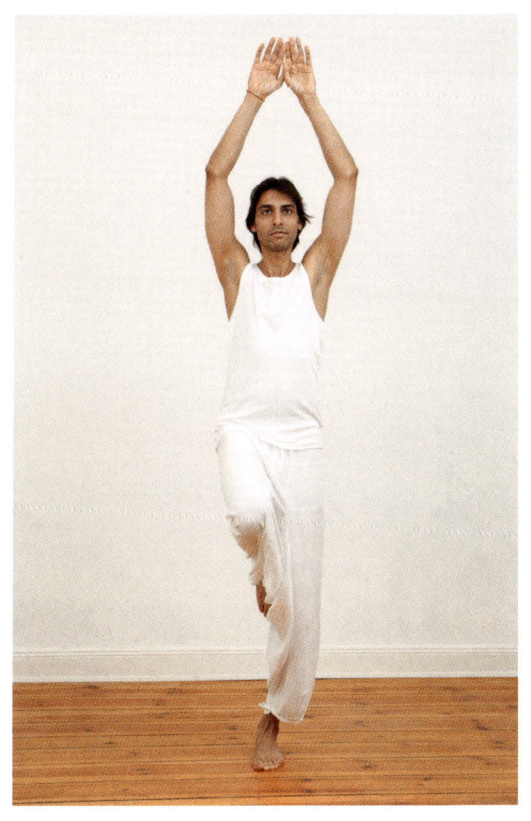 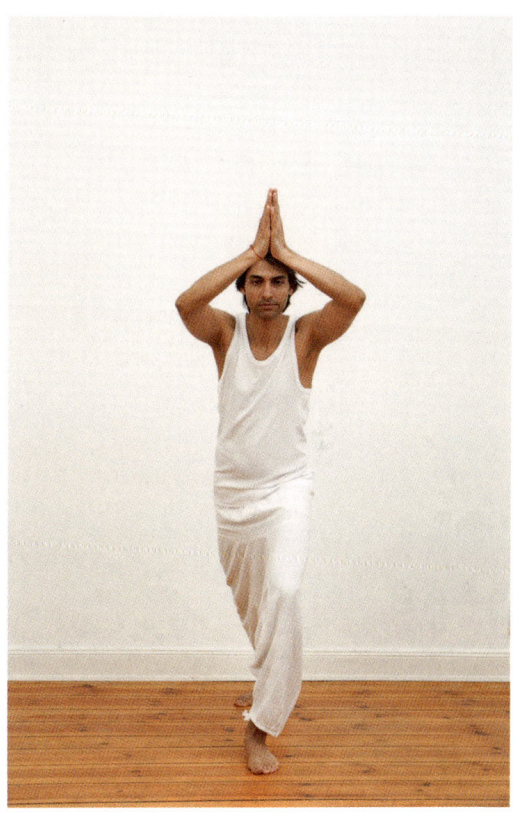

Das rechte Knie anheben, die Hände nach oben ausstrecken. Einatmen.

Das Bein nach hinten abstellen, ausatmen, die Hände vor das dritte Auge führen, einatmen. Ausatmen.

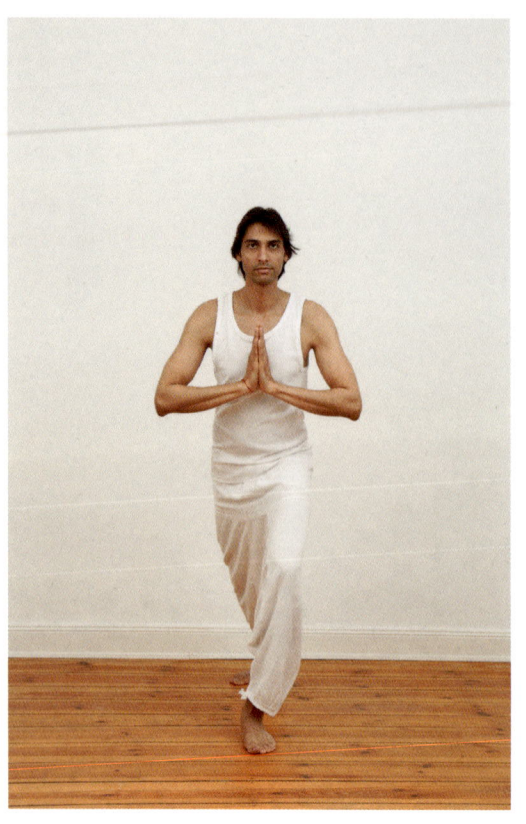 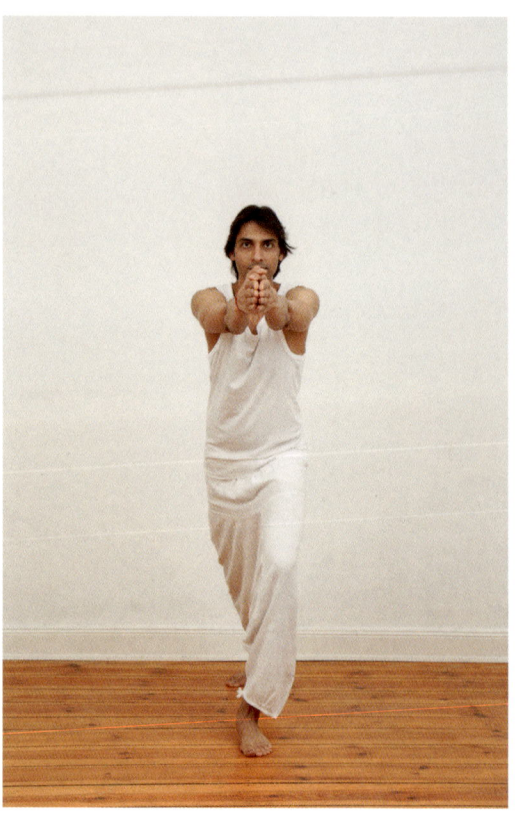

Die Hände vor das Herzchakra führen, einatmen.

Die Arme nach vorn ausstrecken, ausatmen.

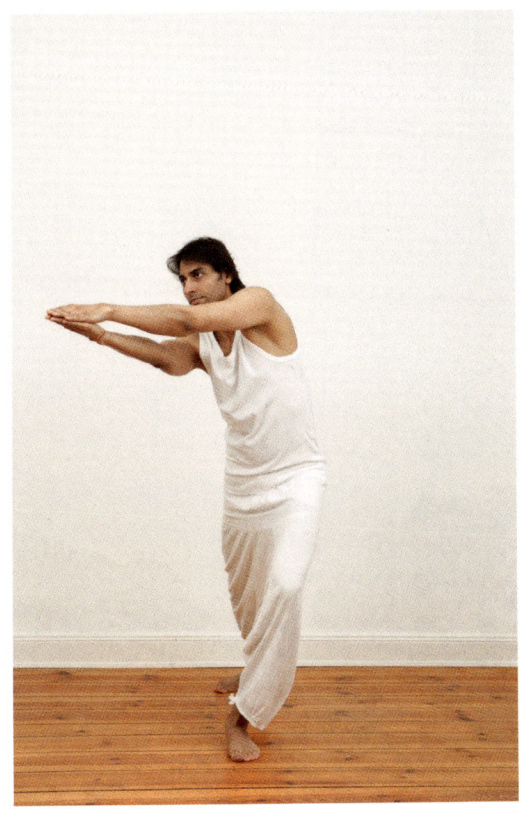
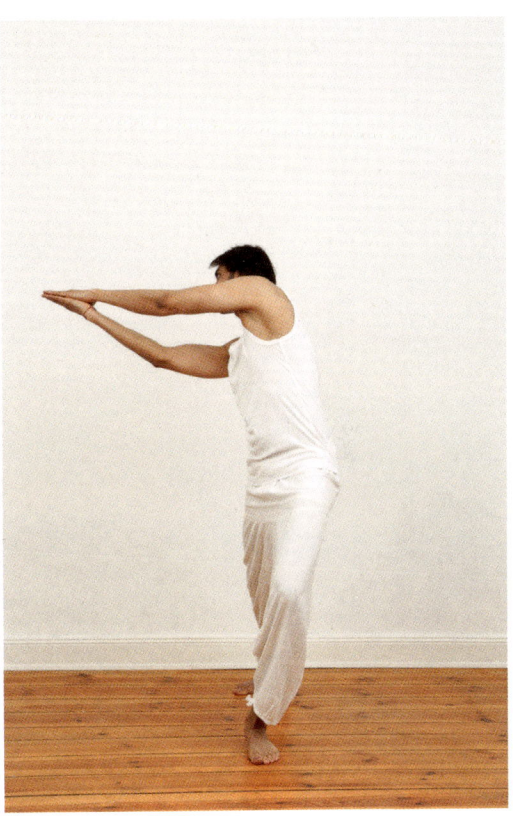

Drehen Sie mit dem Oberkörper nun einen
Kreis in die andere Richtung. Dabei einatmen.

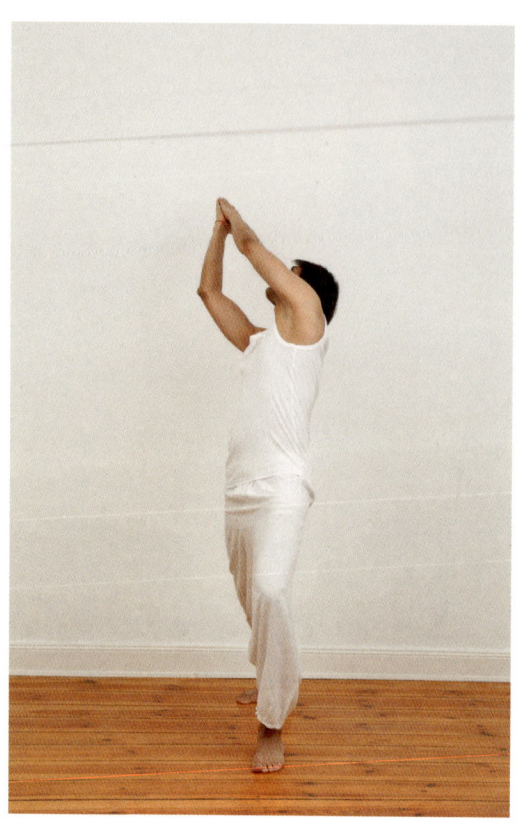
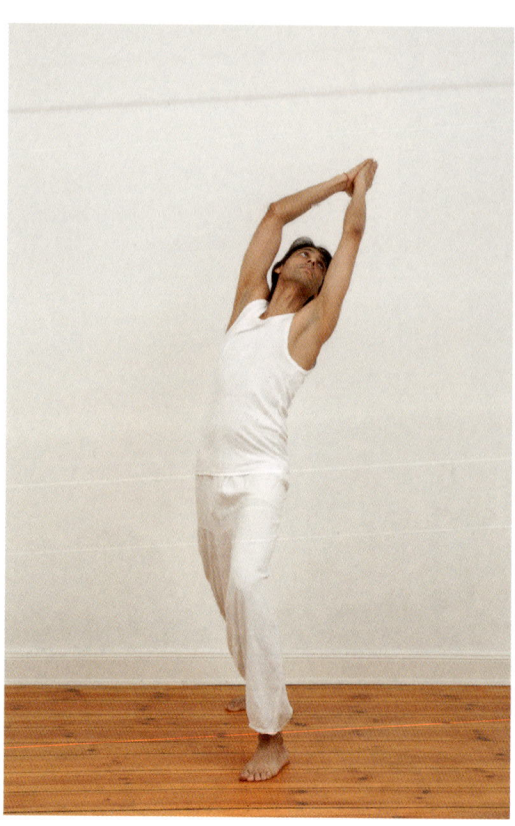

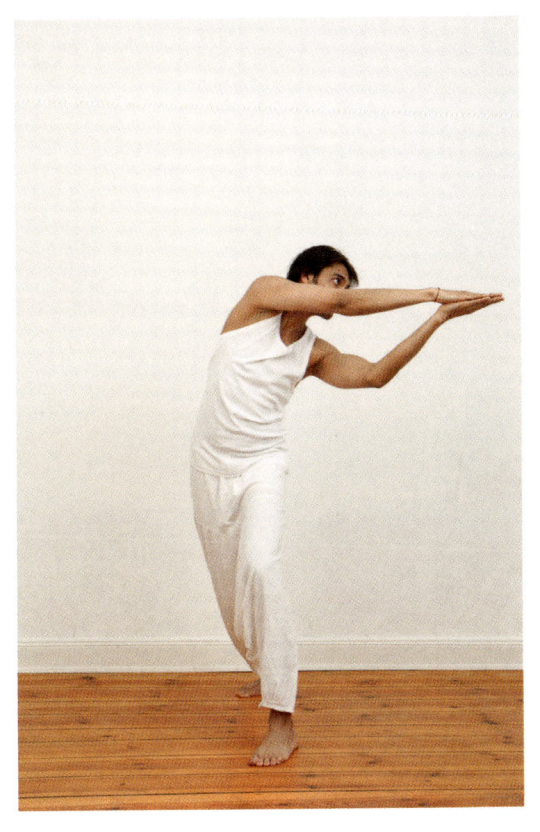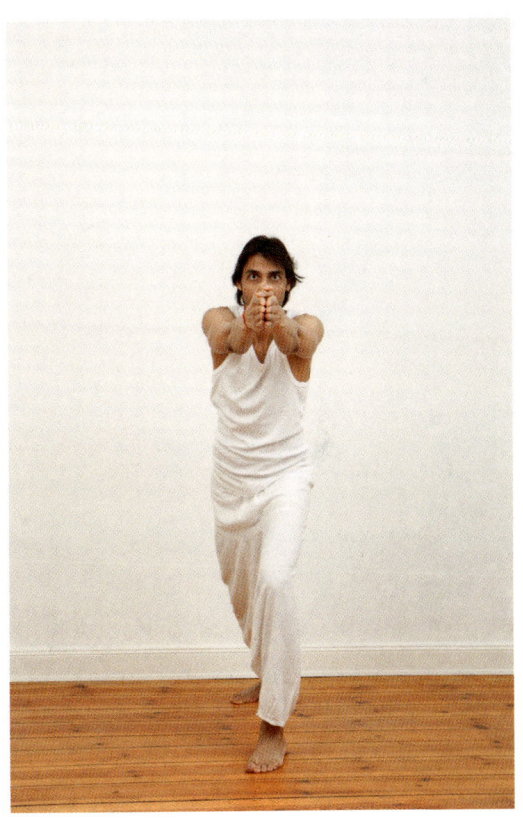

Ausatmen.

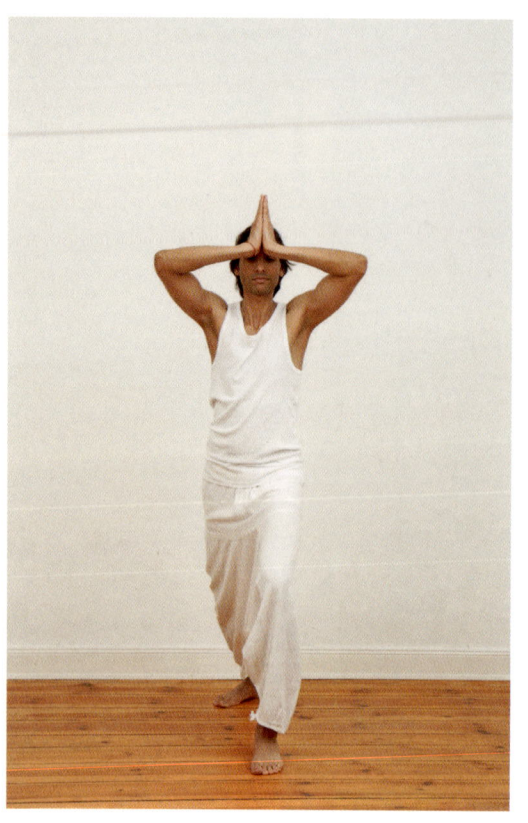 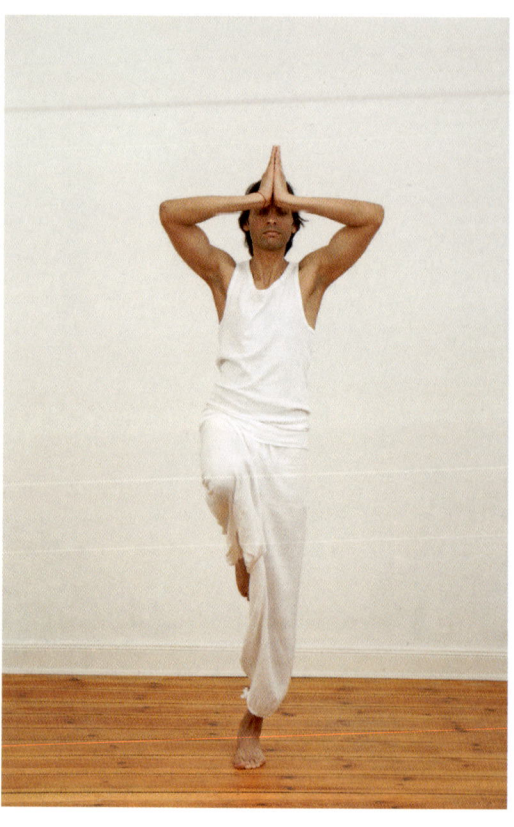

Die Hände vor das dritte Auge führen, tief ein- und ausatmen.

Rechtes Bein anheben, einatmen.

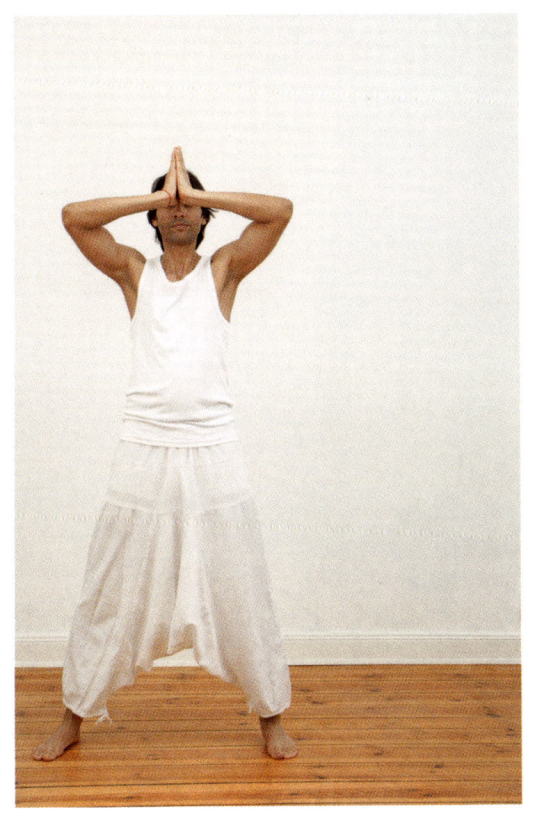 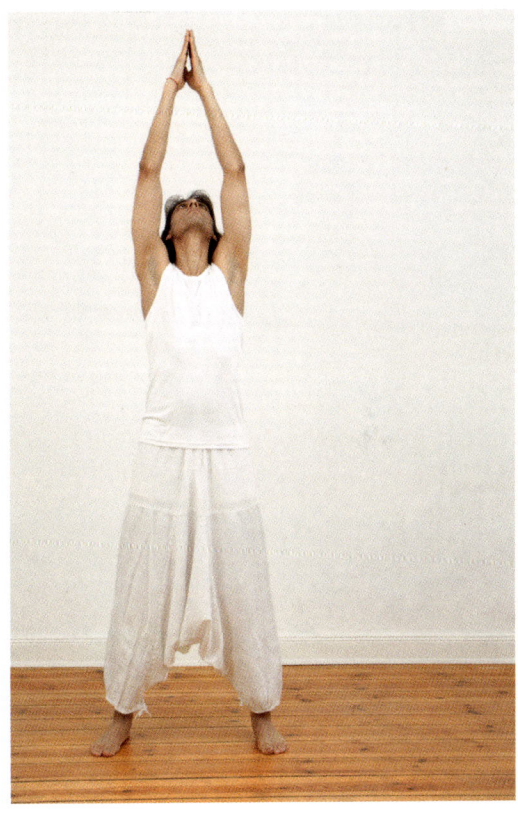

Bein zur Seite abstellen.
Ausatmen.

Die Arme nach oben hin ausstrecken. Einatmen.

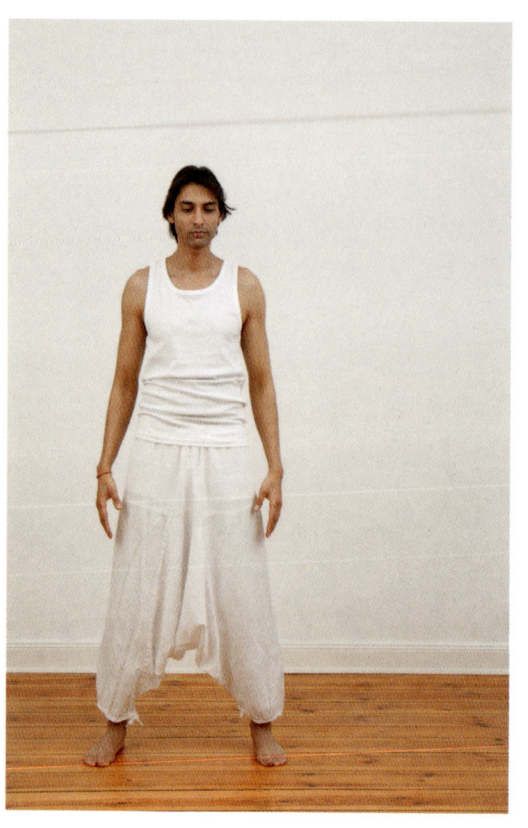 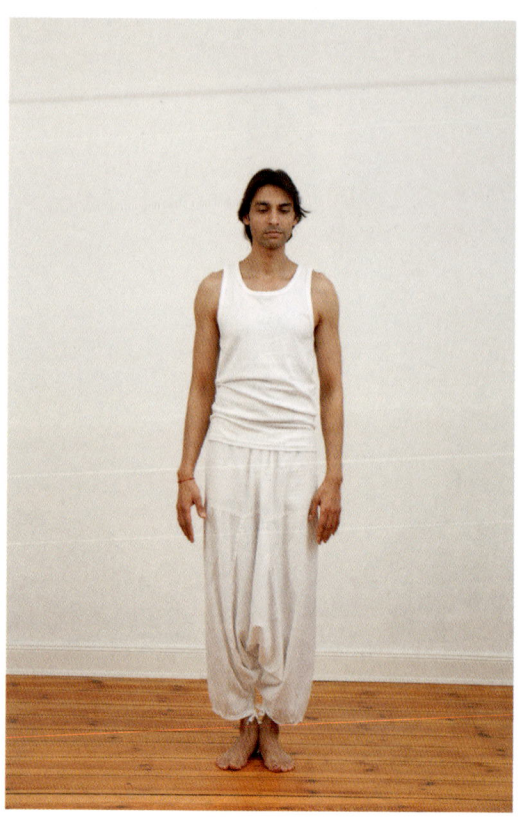

Arme absenken. Ausatmen.

Die Füße wieder zueinander führen.

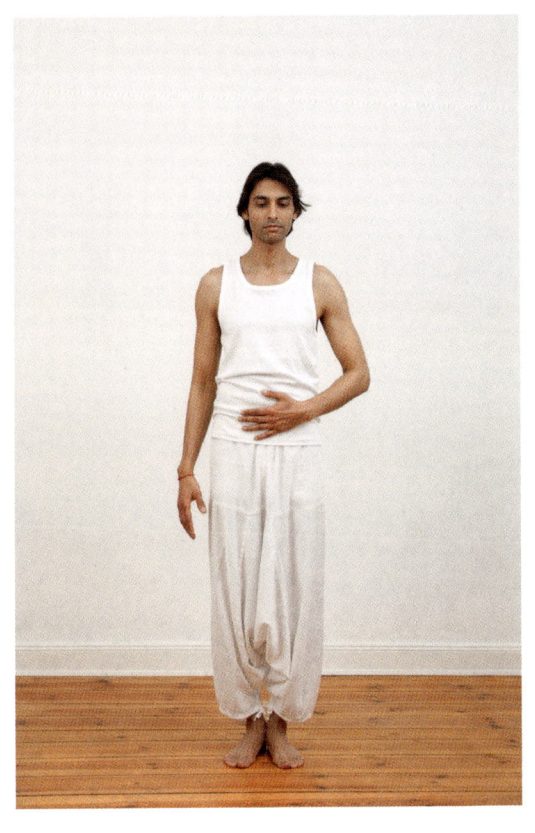

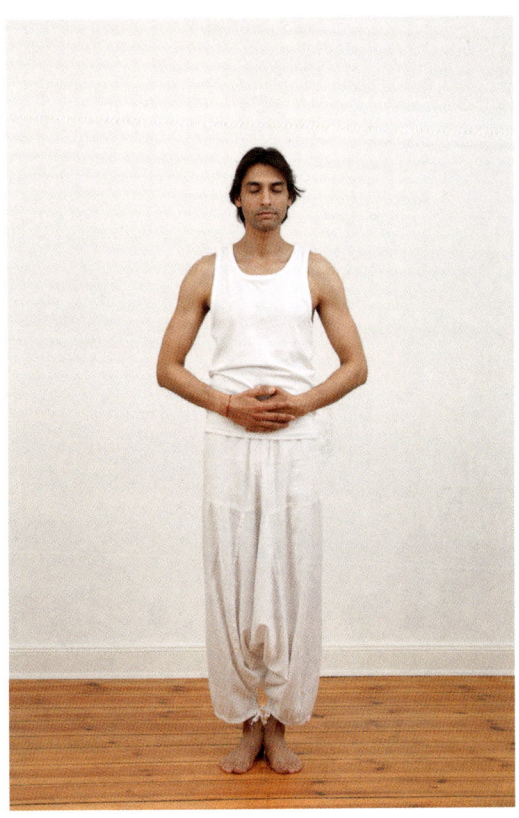

Einatmen, die linke Hand auf das Sakralchakra legen.

Die rechte Hand darüber. Ausatmen. Normal weiteratmen.

Die innere Reinheit.

In der indischen Heilkunst wird der Reinigung des Körpers viel Aufmerksamkeit gewidmet. Die Rituale sind umfangreich und führen von Tamponaden, die durch die Nasen gezogen werden, über Zungenreinigung bis zur Darmspülung. Jedes Ritual hat einen eigenen Namen. Wir möchten uns hier auf das Wichtigste am Morgen beschränken: Nase und Zähne putzen, Zahnseide und Zungenschaber benutzen und ein Glas warmes Wasser trinken.
Eine Verdauung anregende Akupressurübung: mit den Zeigefingern rechts und links den Punkt am oberen Ende des Beckenknochens für sieben Sekunden drücken.

TAG 7

Die erste Woche ist geschafft. Ruhetag. Heute geht es nur um eine kleine Besorgung und zwei Übungen, dann gehen wir über zu Woche zwei.

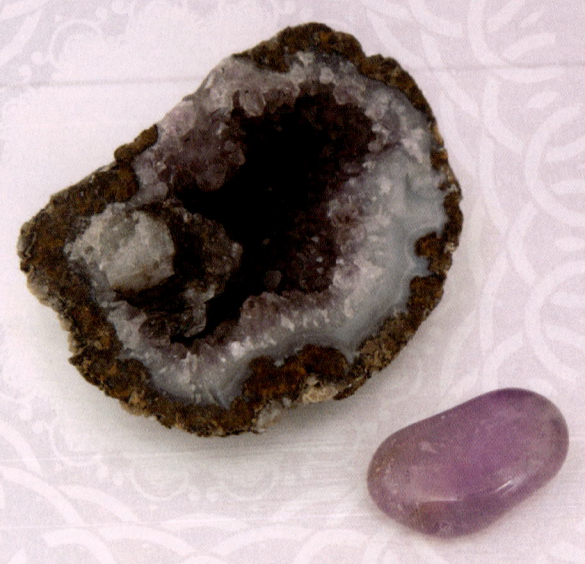

Der Stein der Reinheit. Der Amethyst gilt als Stein mit Fähigkeiten der Heilung und Reinigung. Sie können ihn als Kette tragen oder einen kleinen Taschenstein in Ihrer Hosen- oder Handtasche bei sich tragen. Da dieser Stein schlechte Energie Ihrer Umgebung und Ihres Körpers aufnimmt, muss auch er von Zeit zu Zeit gereinigt werden. Reinigung: Einmal pro Woche mit Wasser abspülen und dann etwa drei Stunden in die Morgensonne beziehungsweise in das Tageslicht legen (zum Beispiel auf die Fensterbank).

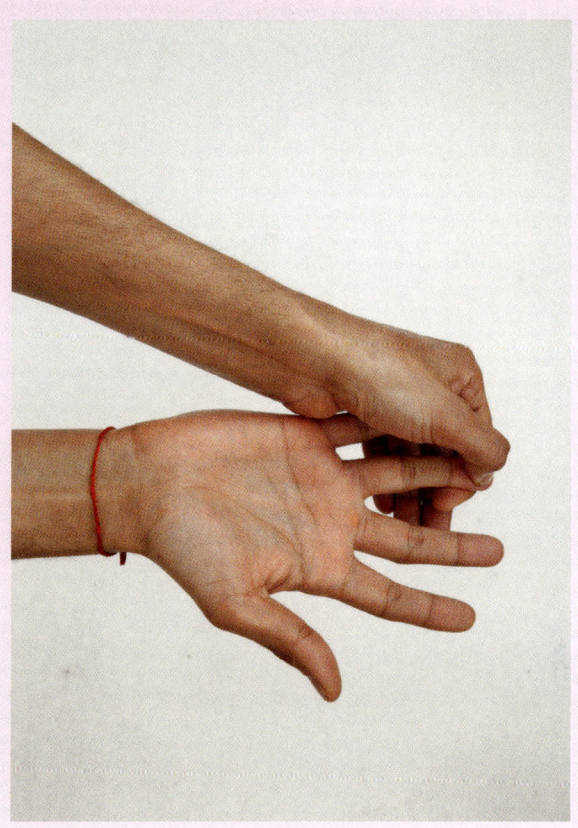

Kleine Handakrobatik gegen Sorgen. Reiben Sie
die Fingerspitze Ihrer rechten und linken Ringfinger
mehrmals täglich. Dort enden bestimmte Meridiane, die unsere Nerven mit Energie versorgen.
Die Massage dieser Punkte führt dazu, dass sich
schwere Gedanken verflüchtigen, Sorgen kleiner
und die Nerven ruhiger werden.

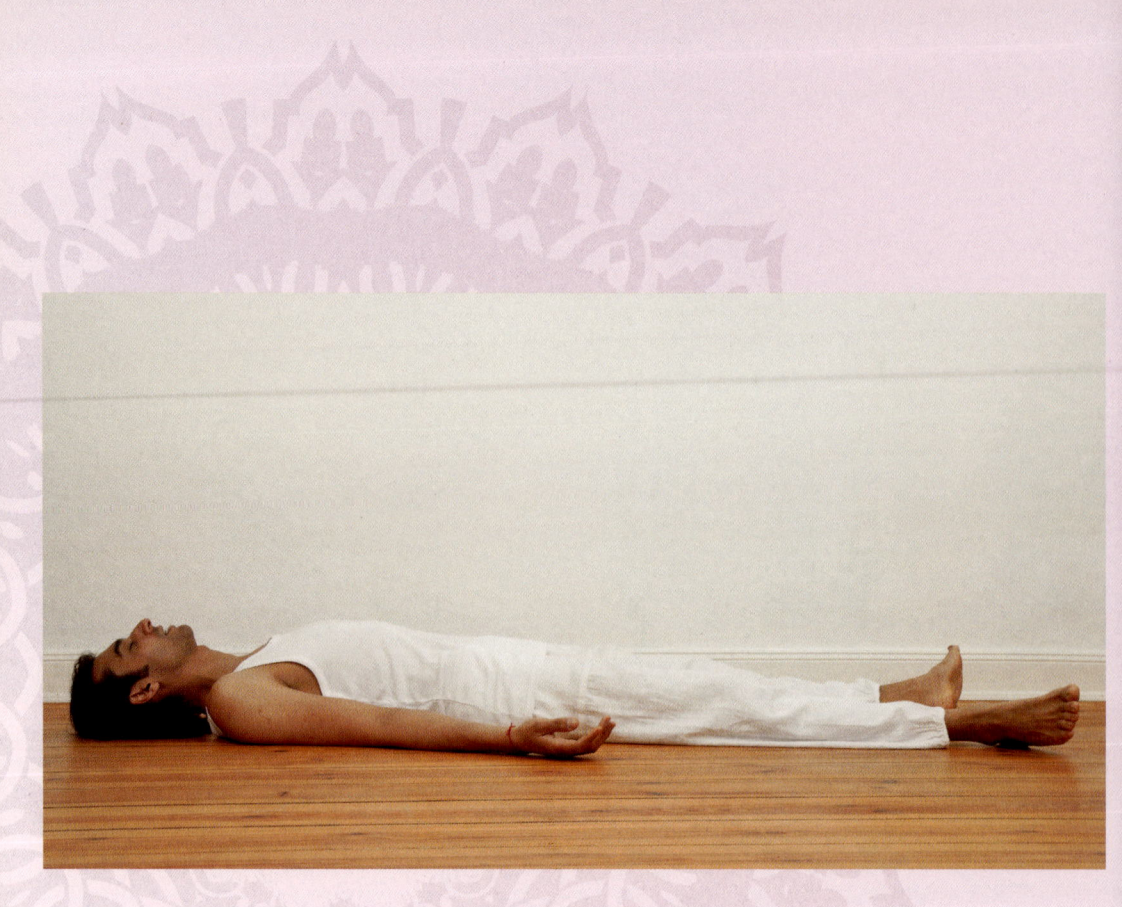

Ein Silbe der Ruhe. Am besten legen Sie sich flach auf den Rücken und legen Ihre Hände locker auf Ihren Bauch oder mit den Handrücken auf den Boden. Dann tief einatmen und wieder ausatmen. Beim Ausatmen die Silbe »Vam« singen, wobei fünf Sekunden lang das »a« und weitere fünf Sekunden das »m« gesummt wird. So aktivieren Sie Ihr Sakralchakra und damit die Kraft, Energie und den Willen, Ihren Weg zu gehen.

WOCHE 2

TAG 8

In der ersten Woche haben wir das Innen und das Außen gereinigt, die Sinne geschärft und damit begonnen, uns auf den Weg zu unserer Mitte zu machen. Unabdingbar für ein stabiles Glück ist ein starkes Fundament. In den nächsten Tagen geht es deshalb um Kraftaufbau, körperlich und seelisch. Viel Freude in der nun folgenden Powerwoche.

Im Allgemeinen herrscht die Ansicht, dass Stress der größte Energieräuber überhaupt ist. Das ist zum Teil auch wahr, nur darf nicht vergessen werden, auf einen zweiten mindestens ebenso wichtigen Krafträuber hinzuweisen: Der Wechsel zwischen zwei Energiezuständen. Der Übergang vom hektischen Alltag zum ruhigen Abend oder der Einstieg vom entspannten Frühstückstisch in den chaotischen Stadtverkehr. Hier braucht ein untrainierter Körper ebenso wie ein unflexibler Geist viel Energie, um hoch- beziehungsweise runterzuschalten. Professor Michalsen, Leiter des Institutes für Naturheilkunde der Charité Berlin, hat in Studien eindrucksvoll bewiesen, dass Yoga das vegetative Nervensystem reguliert und so schafft, dass der Körper den Übergang zwischen Ruhe und Leistung entspannter bewältigen kann. Körper und Geist werden flexibler.

Stärke wächst nicht allein aus körperlicher Kraft – vielmehr aus unbeugsamem Willen.

Mahatma Ghandi

Der kraftvolle Krieger

Pfeil und Bogen

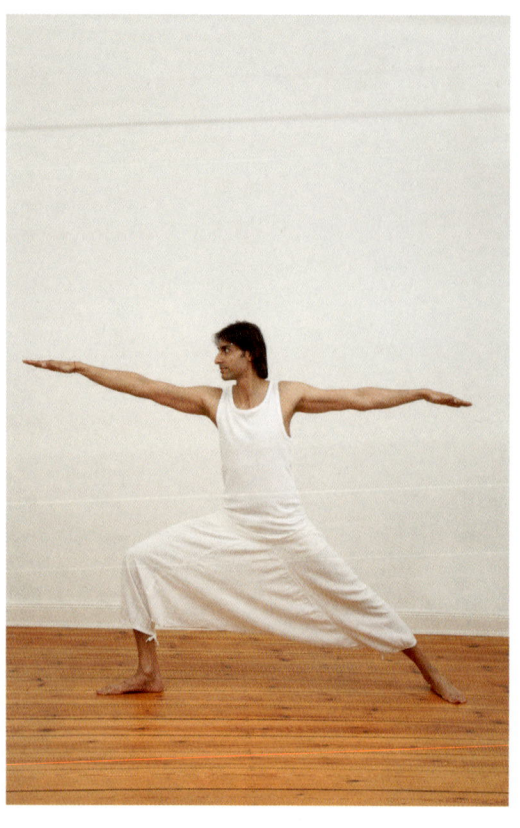

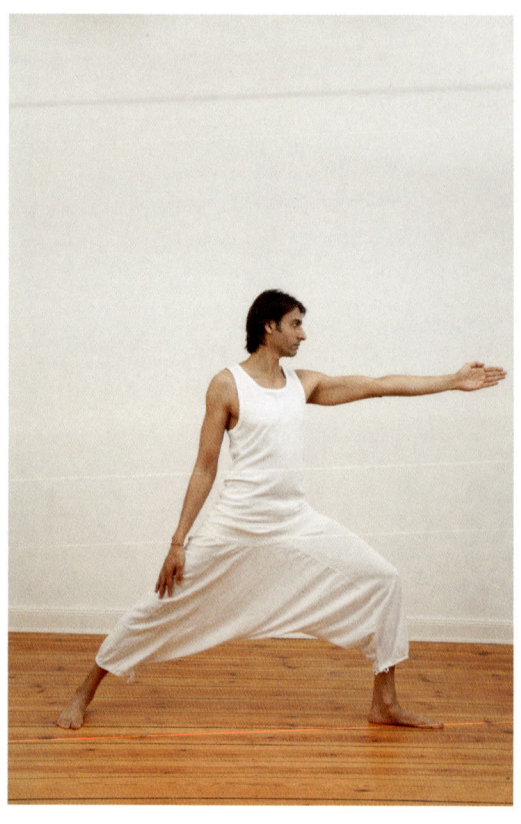

Es gab einen Stamm von gefürchteten Kriegern in Südindien, die sich Kalari nannten. Einige Elemente des Yoga finden ihren Ursprung in den Kampfkunstschulen dieses wehrfähigen Volkes. So auch der Krieger. Rechtes Bein nach vorn stellen. Das Knie befindet sich über den Zehen. Linkes Bein nach hinten stellen, strecken, Zehen zeigen nach links. Arme waagerecht zum Boden, rechter Arm zeigt nach vorn, linker nach hinten. 21 Sekunden halten. Tief ein- und ausatmen. Dann Seitenwechsel.

Wenn Sie das Gefühl haben, ein wenig wie ein Verkehrspolizist auszusehen – gut so. Schließlich leiten Sie gerade den wichtigsten Verkehr dieser Erde: den Energieverkehr. Linkes Knie nach vorn stellen, Knie über den Zehen. Linken Arm nach vorn strecken. Rechter Arm liegt locker auf dem rechten Oberschenkel. Dann Seitenwechsel.

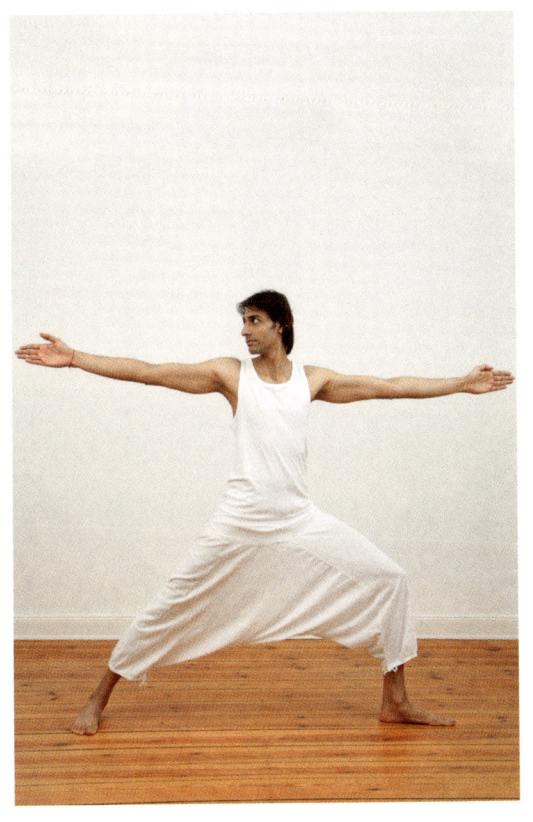

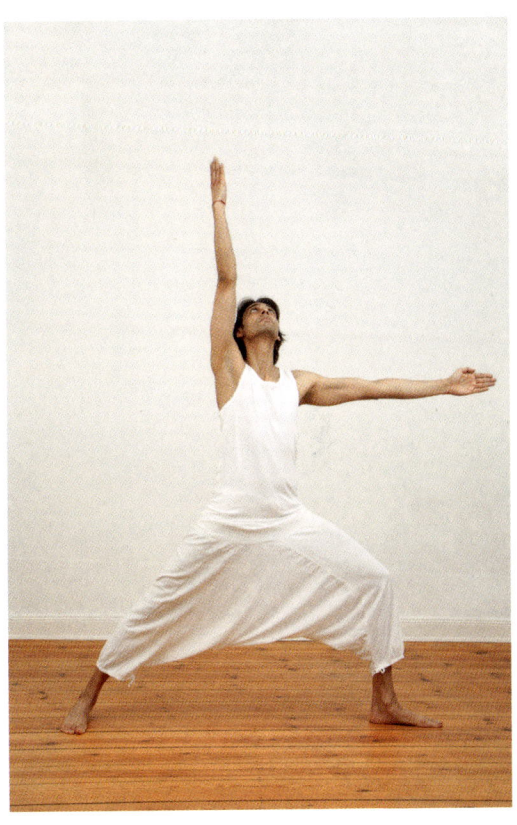

Jetzt den rechten Arm nach hinten bewegen.

In einem Halbkreis von oben ...

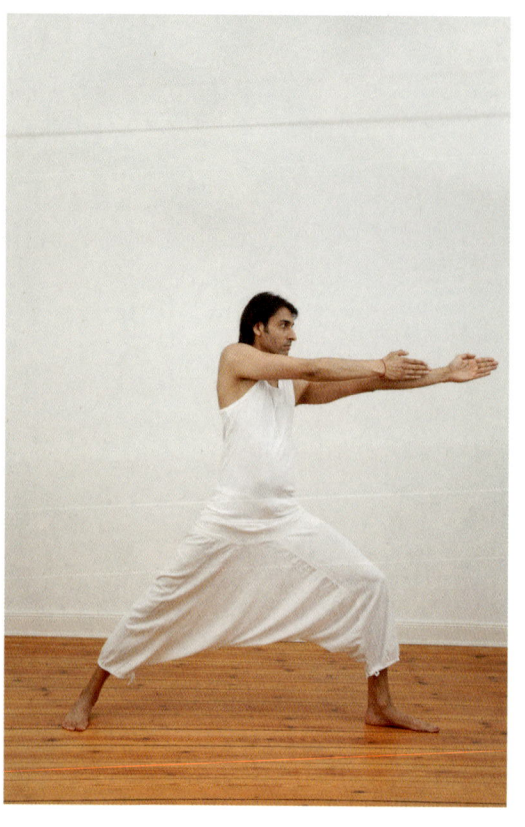 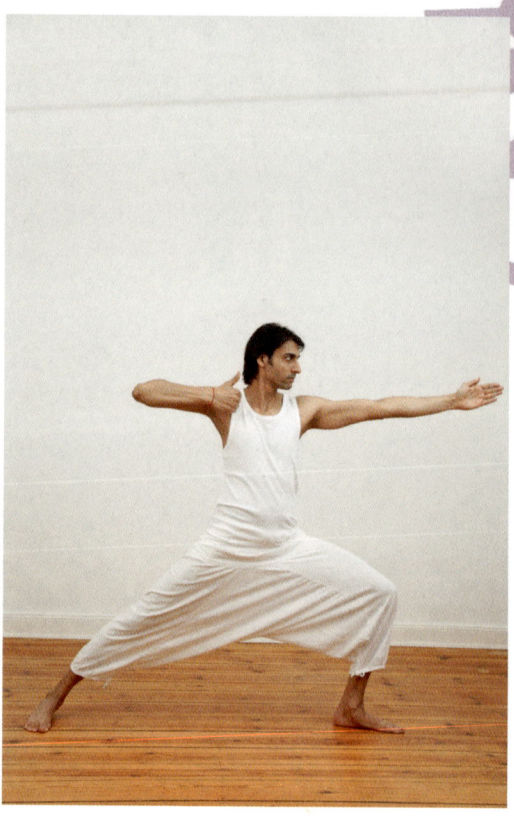

... und nach vorn zur linken Hand führen.

Dann explosiv die rechte Hand zurückziehen, dabei kräftig und geräuschvoll ausatmen.

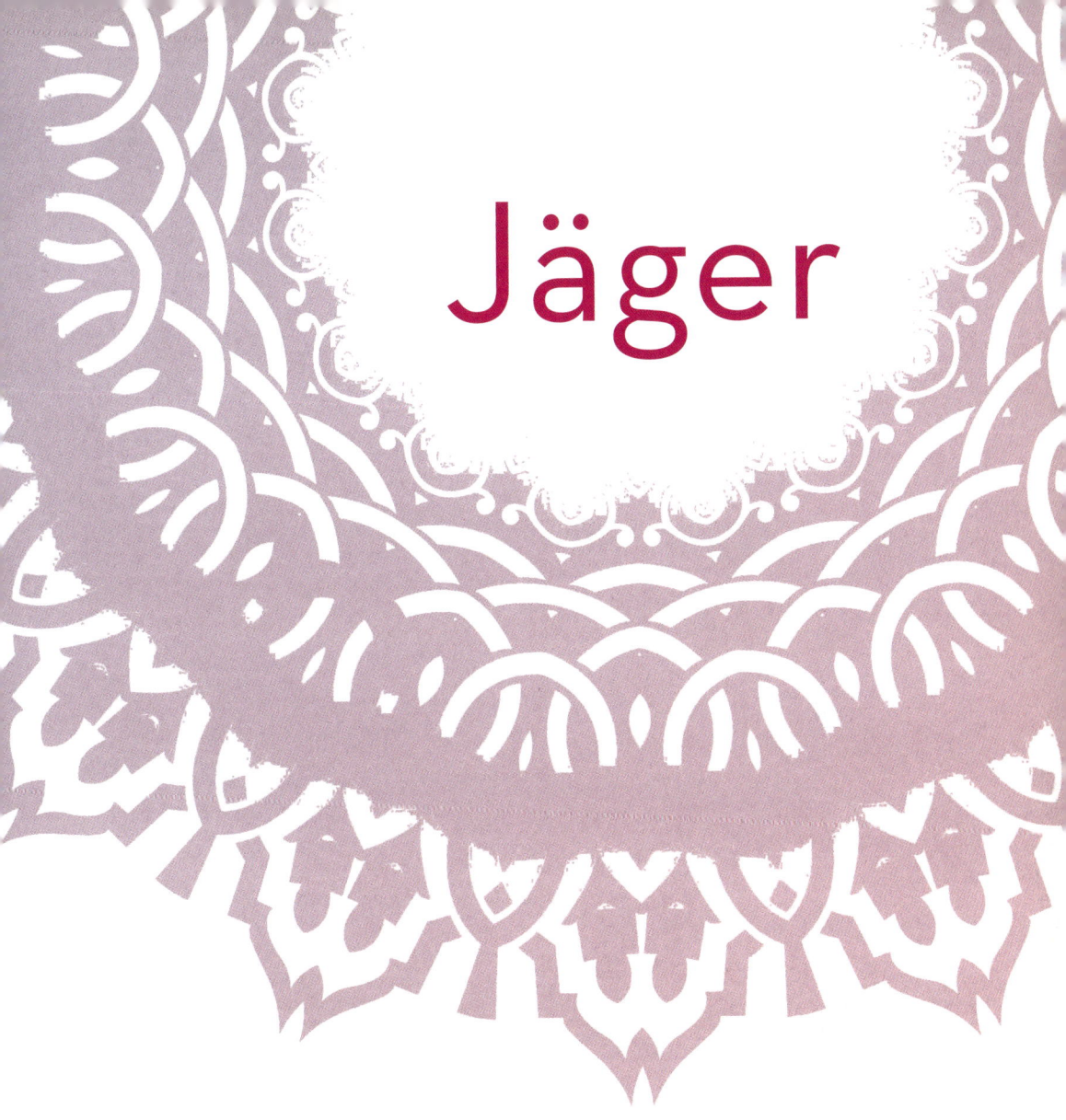

Jäger

Versuchen Sie, Ihre Gedanken während dieser Übung auf ein Problem zu richten, das Sie lösen möchten. Symbolisch betrachtet, erlegen Sie das Problem wie ein Jäger. Formulieren Sie es zuvor einmal klar und beginnen Sie dann die Übung. Elfmal wiederholen, dann Seitenwechsel. Danach die Füße nebeneinander aufstellen, ein wenig in die Knie gehen. Diese Übung unterstützt Ihre Durchsetzungskraft bei allem, was Sie zu tun haben.

Hanuman

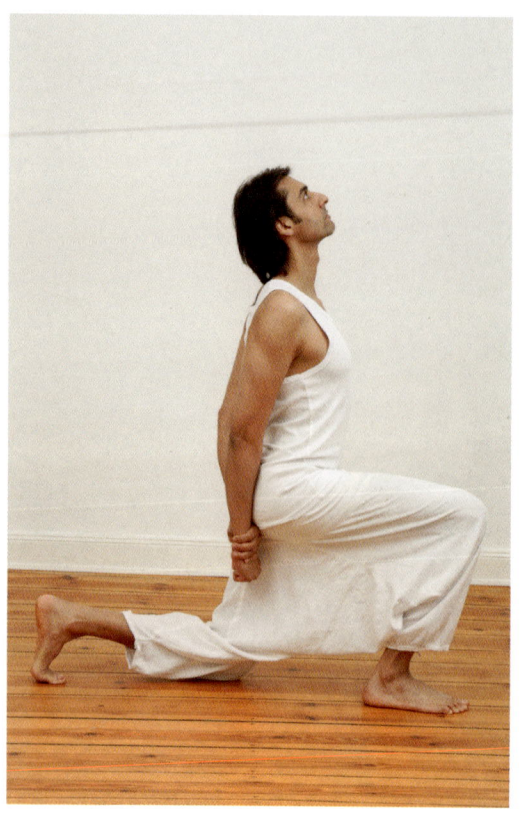 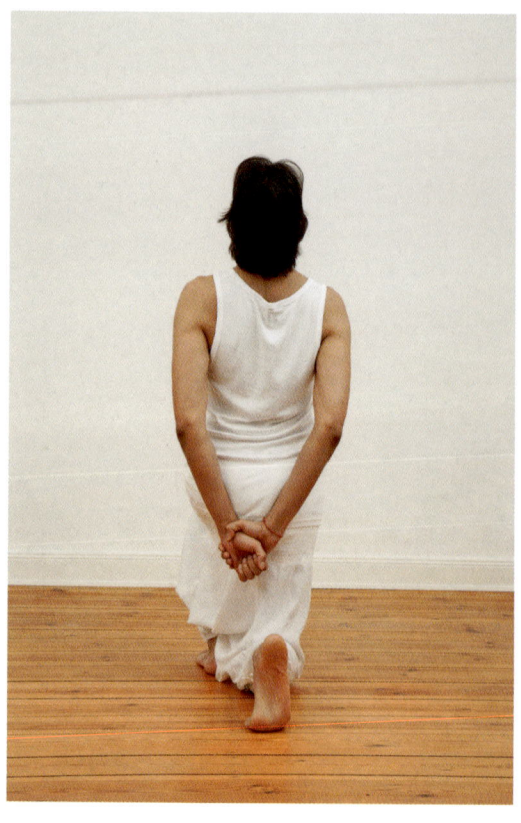

Hanuman ist der Name des Affengottes. Ihm wird in der indischen Mythologie viel Kraft zugeschrieben. Die Übung wird im Kniestand ausgeführt. Die Brust rausstrecken, nach oben sehen, ein Bein aufstellen, Hände auf dem Rücken zusammenführen, nach oben sehen. Einatmen, ausatmen, 15 Sekunden lang, dann Seitenwechsel.

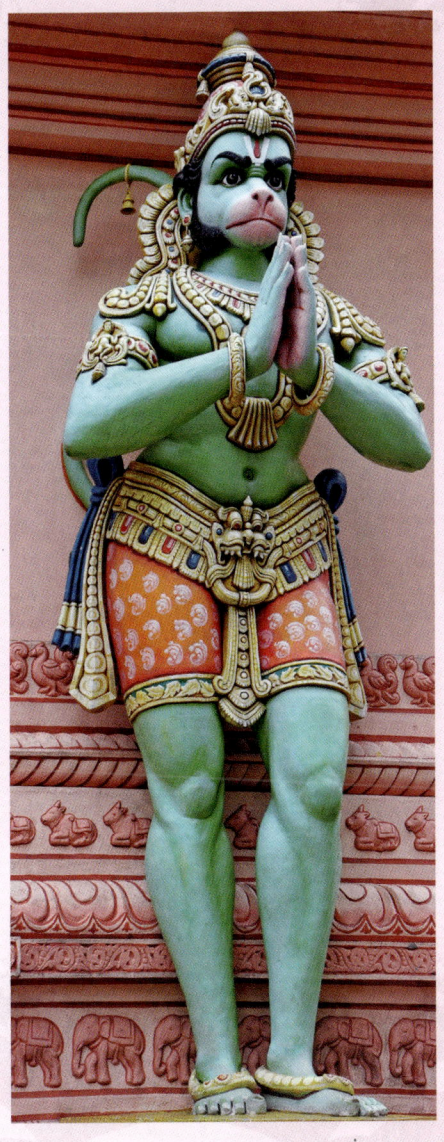

Übrigens: Der Präsident* der Vereinigten Staaten, Barack Obama, hat in seinem Wahlkampf 2008 angeblich keinen geringeren als den Affengott Hanuman um Hilfe gebeten.

Vajroli

Die kindliche Massage. Diese Übung erinnert in ihrer Ausführung an spielende Kinder, macht Spaß und wirkt, wie zu erwarten ist, indem sie Schwung ins Leben bringt. Außerdem gilt Vajroli als sehr effektive Rückenselbstmassage. Die Rückenrolle fördert die Flexibilität der Wirbelsäule, lockert Blockaden zwischen Hüfte und Nacken und hilft, die Energien im gesamten Körper zu aktivieren und zu harmonisieren.

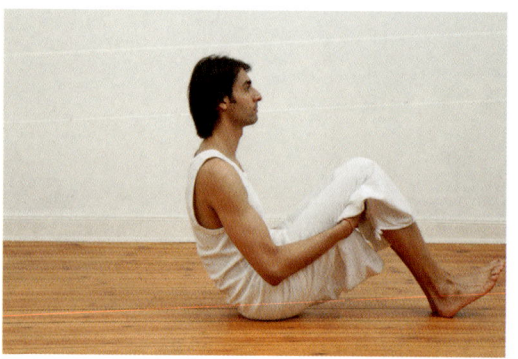 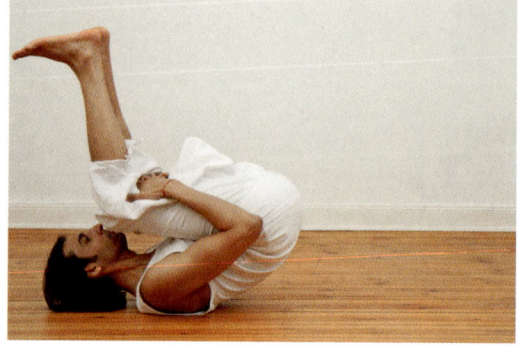

Die Übung beginnt auf dem Boden sitzend. Die Hände fassen in die Kniekehlen.

Mit Schwung und etwas Mut nach hinten fallen lassen und so weit es geht zurückrollen. Den selben Schwung nutzen, um wieder zurück in die Ausgangsposition zu kommen. Siebenmal wiederholen.

Das Shakti Mudra (Indisch Shakti – die Kraft)

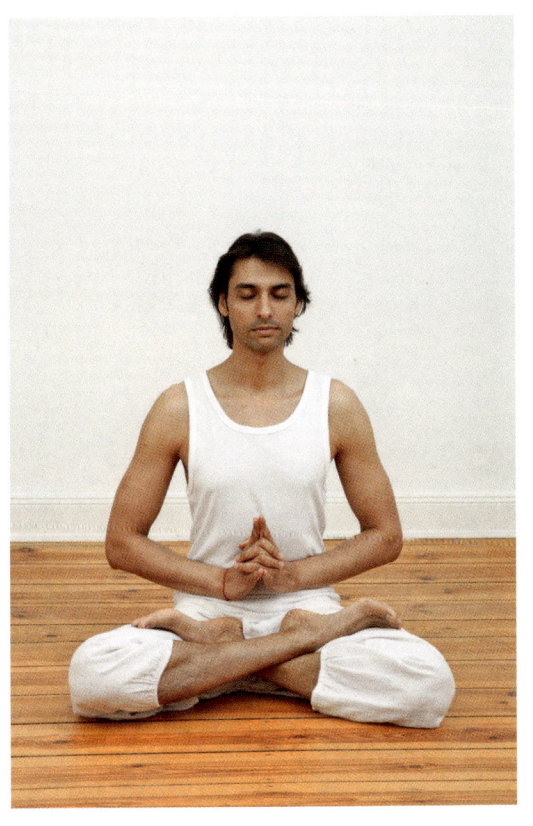 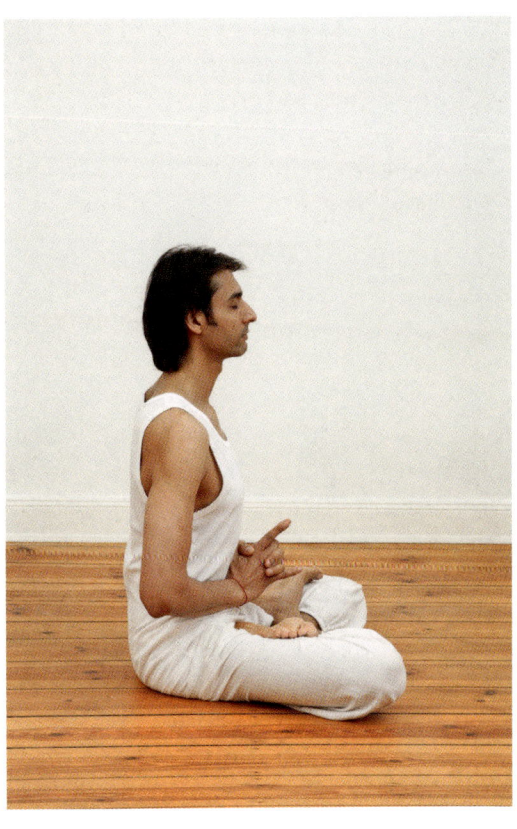

Setzen Sie sich in den Schneidersitz, die Hände falten, kleinen Finger und Zeigefinger ausstrecken. Rechten Daumen über den linken Daumen legen. Platzieren Sie Ihre Hände vor dem Sakralchakra. Dem Sitz der Macht, des Willens, der Wünsche und Bedürfnisse.

Fließendes Wasser ist ein Zeichen für Bewegung. Bewegte Luft wird zu einem energetischen Sturm und bedeutet Veränderung. Das Feuer spendet die nötige Energie und vernichtet zugleich Altes. Ein sehr kraftvolles Mudra, das wie ein Katapult für Ihr Vorhaben funktioniert.

Kapalabhati – die Feueratemtechnik

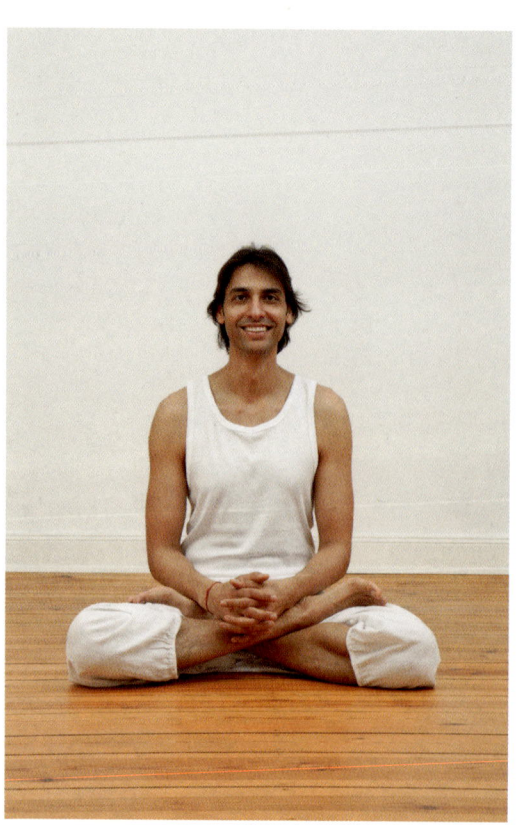
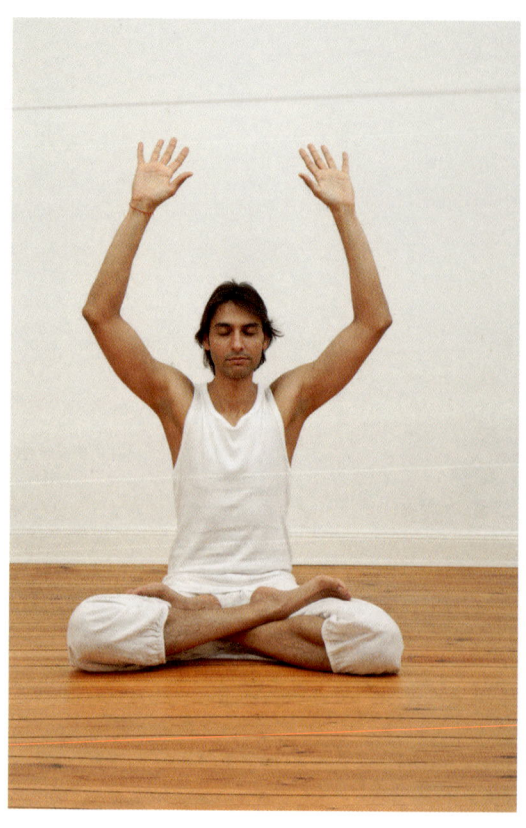

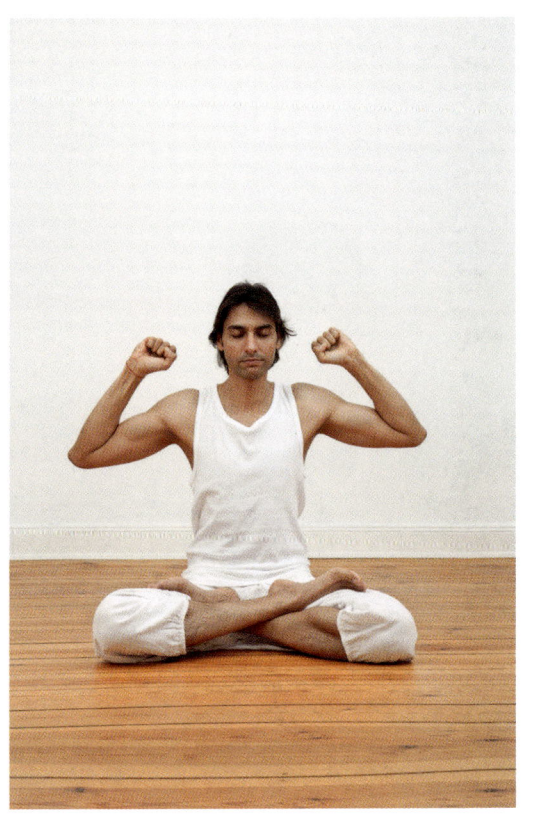

Kapalabhati heißt direkt übersetzt Schädel-leuchten. Mit dieser Atemtechnik wird schlechte Energie über den Schädel abgegeben und frische neue Energie – Prana – aufgenommen. Setzen Sie sich bequem in den Schneidersitz. Strecken Sie die Arme nach oben. Einatmen, dann die Arme explosiv nach unten ziehen und die Hände zu Fäusten ballen. Dabei kraftvoll durch die Nase ausatmen. 3 x 21 Bewegungen. Diese Übung kann Schwindel erzeugen, gerade bei Anfängern, die mit Yogaatemtechniken nicht vertraut sind. Bei Schwindel kurz pausieren und ruhig weiteratmen.

Die Schildkrötenatmung

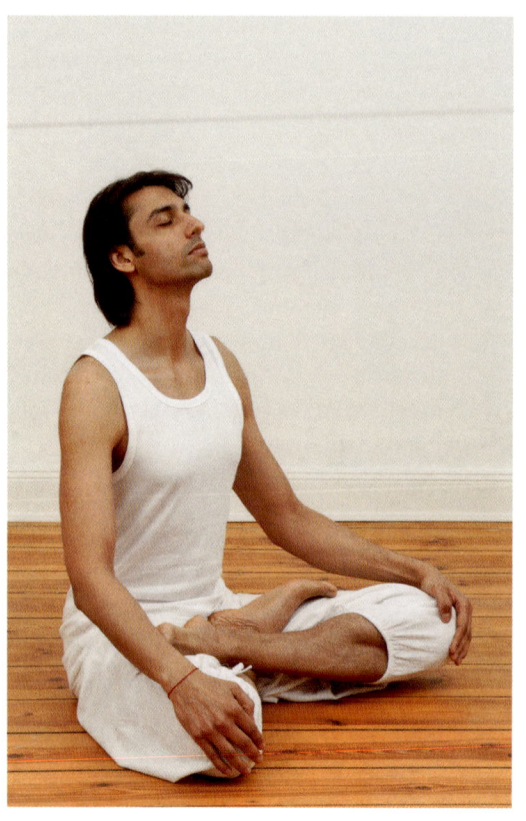 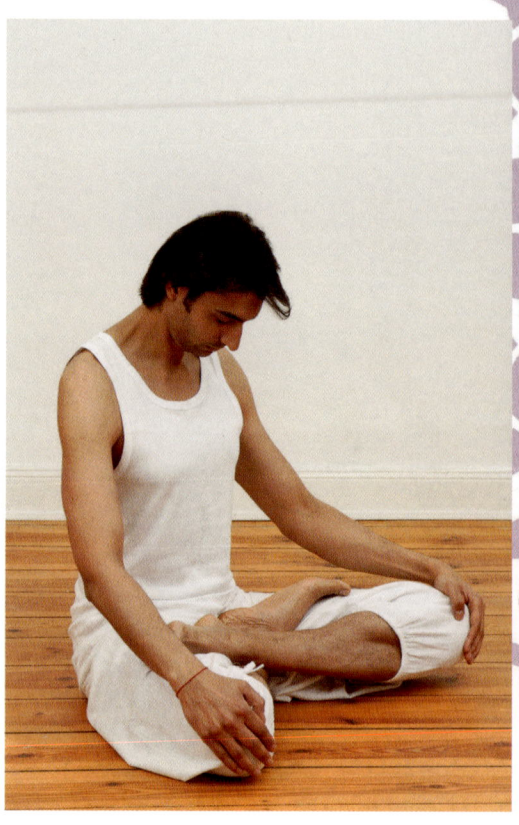

Den Schneidersitz oder Lotussitz einnehmen, die Hände umfassen die Knie. Augen schließen. Tief Luft holen. Den Kopf auf die Brust fallen lassen und dabei kräftig durch die Nase ausatmen. Diese Atemtechnik reinigt und kräftigt die oberen Chakren und schafft so Platz für neue Energie.

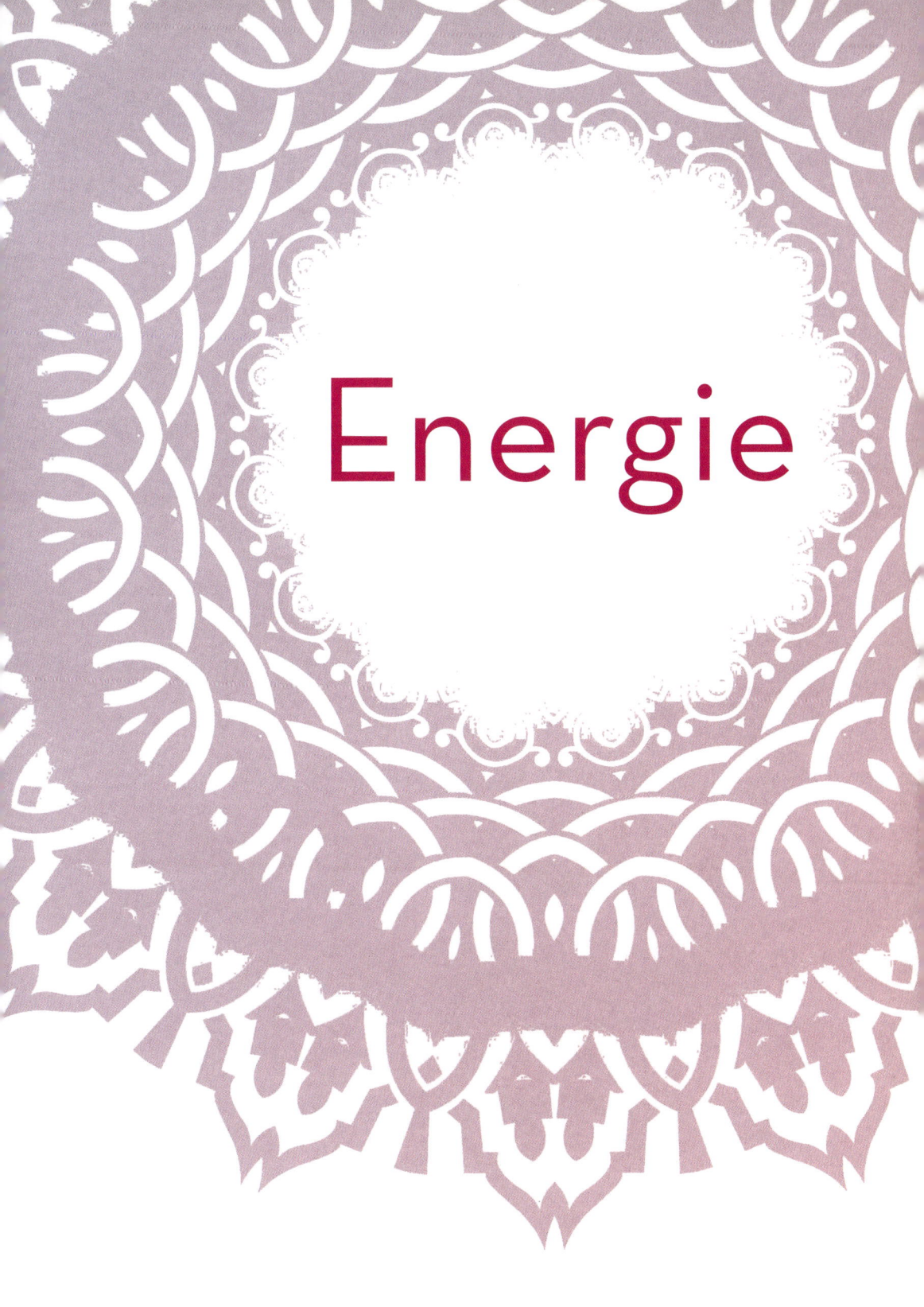

Energie

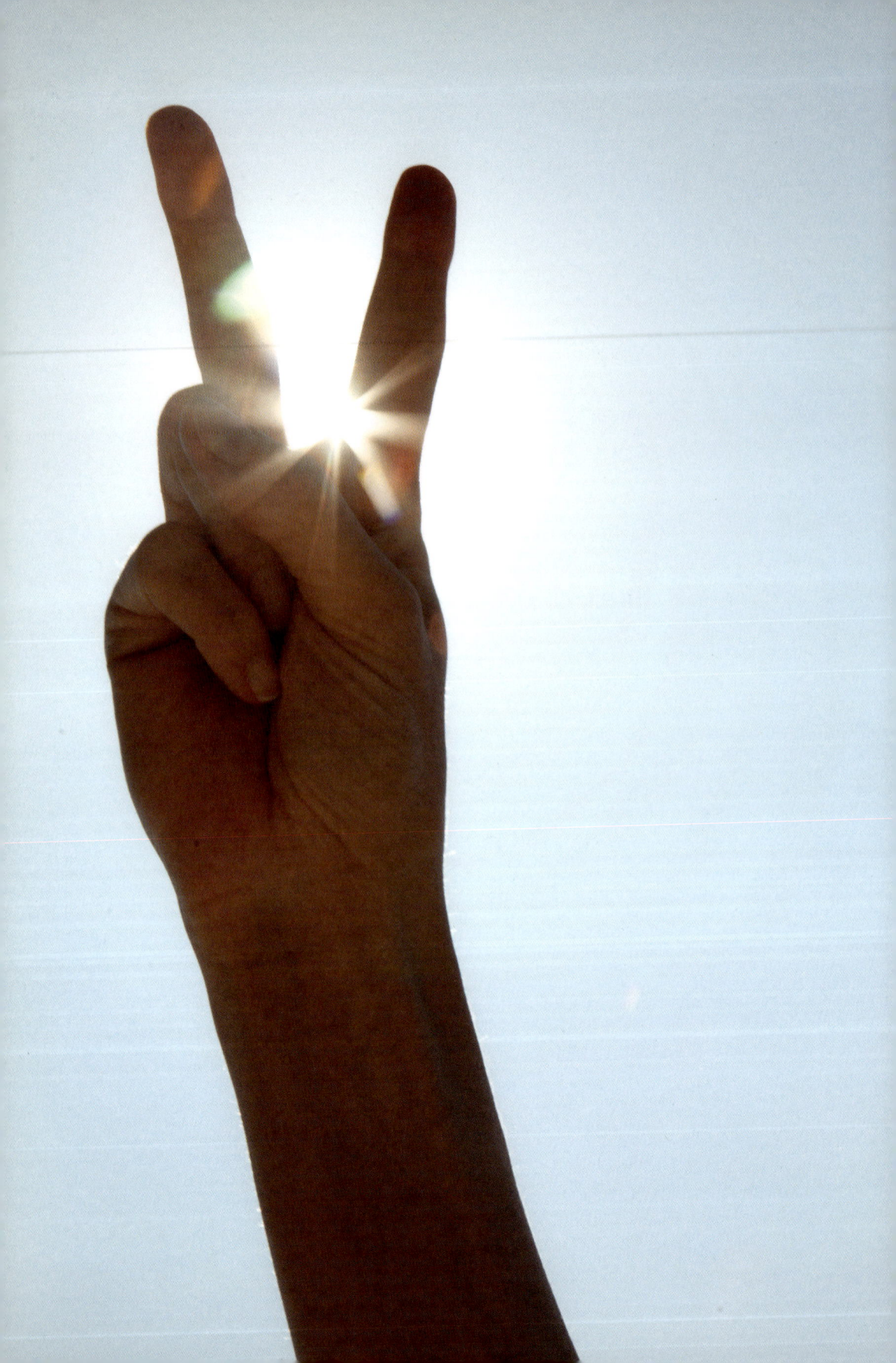

TAG 9

Diesen Tag wollen wir ganz dem Sieger widmen. Damit ist gemeint, dass wir uns weiter von der Opferrolle entfernen und die Haltung eines Schaffenden einnehmen, der die Zügel seines Lebens fest in der Hand hält.

Die Trilogie des Siegers

Hier geht es nicht um Macht und besiegen, sondern darum, aus der Opferrolle hinauszufinden. Das, was Sie vor sich sehen – Ihr Leben – ist von Ihnen selbst so geschaffen worden. Wahrscheinlich haben Sie einige entscheidende Beschlüsse in einer Zeit gefasst, in der Sie nicht besonders glücklich waren. Doch diese Opferhaltung hilft nicht, Ihr Leben zu verändern oder zu verbessern. Jeder von uns hat das Potenzial dazu, wieder ein Glücksschaffender zu sein. Alles, was Sie dazu brauchen, ist eine gute Verbindung zu Ihrem Selbst. Neben unserer körperlichen Gesundheit ist das Selbstwertgefühl unser kostbarster Besitz – die größte Ressource seelischer Gesundheit, neben Liebe und Freundschaft. Viele von uns sind jedoch von Selbstzweifeln geplagt oder fallen in Begegnung mit bestimmten Persönlichkeiten oder Situationen automatisch in Opferrollen und alte Muster zurück. Die Ursachen sind komplex und führen an dieser Stelle zu weit. Aber es gibt ein paar Tricks, die Sie tagtäglich beherzigen können und die funktionieren, auch ohne den komplexen psychologischen Hintergrund Ihres Lebens erörtert zu haben.

1. Die Haltung des Siegers.

Wer den ganzen Tag mit hängenden Schultern durchs Leben geht, tut weit mehr, als nur seinem Rücken zu schaden. Man verleiht seiner seelischen Konstitution Ausdruck. Das Problem an der Sache: Mit unseren Gesten kommunizieren wir indirekt mit unserer Umwelt. Das heißt, wer krumm geht, signalisiert: Ich bin traurig, fühle mich schwach, hilf mir. Die Folge: Unsere Umwelt reagiert auf uns wie auf ein Opfer, und da Menschen manchmal aggressiv werden, wenn sie an ihre eigenen Schwächen erinnert werden, können diese Reaktionen auch mal ungnädig ausfallen.

Tipp: Aufrechter Gang, Schultern zurück, Scheitel nach hinten oben ziehen, Brust raus. Versuchen Sie Ihre Siegerpose ruhig vor dem Spiegel, kontrollieren Sie, ob es nicht übertrieben wirkt und Sie sich wohlfühlen. Platzieren Sie einen heimlichen Reminder an eine Stelle, die Sie im Alltag oft vor Augen haben. Beispielsweise ein »H« für »Haltung!« auf einen selbstklebenden Zettel, den Sie in die Innenseite Ihres Geldbeutels kleben. Oder schreiben Sie ein »H« mit Kugelschreiber in Ihre Handinnenfläche.

Die Haltung wird nach ein paar Tagen oder wenigen Wochen zur Selbstverständlichkeit. Und ähnlich wie Lachyoga glücklich macht, obwohl wir auf Kommando lachen, macht die Siegerpose sicherer, obwohl sie zu Beginn aufgesetzt ist. Halten wir uns wie ein Sieger, dehnen wir unseren Brustraum, die Atmung wird tiefer, wir bekommen mehr Sauerstoff, unsere Nerven werden ruhiger. Und unsere Außenwelt behandelt uns weniger wie ein Opfer, was unseren Selbstwert noch nicht steigert, aber möglich macht, dass sich das lädierte Ich langsam erholt.

2. Die Würde des Siegers.
Niemandem hinterherlaufen. Ein Konflikt, der vielen Menschen Probleme bereitet, ist, dass wir oft das Gefühl haben, manche Freundschaften oder Beziehungen zu Bekannten oder Arbeitskollegen nur am Leben erhalten zu können, wenn wir die Initiative ergreifen. Das ist in Ordnung, solange es sich gut anfühlt. Versuchen Sie aber einmal ganz ehrlich zu sich zu sein.

Stellen Sie sich vor, sie hätten einen sehr gut funktionierenden großen Freundeskreis. Ein zufriedenes Familienleben und erfüllende Hobbys. Würden Sie trotzdem dieser einen Person ständig hinterherlaufen? Nein? Dann müssen Sie das jetzt auch nicht tun. Auf diese Weise wird nämlich wieder die Opferrolle verstärkt. Und: Studien haben ergeben, dass Personen, die Angst, Scham, Liebeskummer oder andere giftige Gefühle in uns auslösen, Schaden an unserem Herz-Kreislauf-System und an unserem Immunsystem verursachen. Diese Gefühle fördern nämlich die Produktion von Hormonen, die uns in Stress versetzen und sind ungesund. Also: Nur Mut, nicht nur zu Hause, sondern auch im Umfeld auszusortieren. Halten Sie unangenehme Kontakte ruhig auf Abstand. Nehmen Sie die Zügel in die Hand und versammeln ausschließlich Menschen um sich, die Ihnen gut tun. Wenn Sie jetzt denken, »dann hab ich ja gar keine Freunde mehr«, keine Sorge, wenn Sie näher bei sich sind und zufriedener durchs Leben gehen, kommen automatisch die Menschen in Ihr Leben, die viel besser zu Ihnen passen. Und dann ist da auch Platz für diese Menschen. Denken Sie an das Naturgesetz des Gebens und Nehmens.

3. Das Lächeln des Siegers.

Eine Studie des französischen Psychologen Robert Soussignan hat bereits vor zehn Jahren bewiesen, dass Lächeln glücklich macht, auch wenn es künstlich hervorgerufen wird. Die Probanden seiner Untersuchung sollten einen Stift mit den Zähnen so halten, dass sie unfreiwillig lächelten und danach ein Video bewerten. Die Zuschauer ohne vorheriges Lächeln haben sich laut Punkteskala nur halb so köstlich amüsiert, wie die, die vorher via Stiftakrobatik zu einem freundlichen Gesichtsausdruck gezwungen wurden. Und: Lächeln suggeriert Erfolg und verbessert somit Ihre Außenwirkung und damit die Reaktionen Ihrer Umwelt. Forscher der Universität Michigan haben außerdem herausgefunden, dass Menschen, die schon auf ihren Schulfotos herzlich lächeln, im Schnitt sieben Jahre länger Leben, als ihre in entspannter Nullmimik verharrenden Mitschüler. Letztere sind übrigens auch die, deren Ehen schneller scheitern, fand Matthew Hertenstein von der Universität DePauw, USA, heraus.

Es gibt also viele Gründe, einfach mal so zu lächeln. Das gestaltet sich natürlich im Alltag etwas schwierig. Wer grundlos den ganzen Tag vor sich hinlächelt, tut nicht wirklich etwas Gutes für eine positivere Innen- oder Außenwirkung, aber es gibt eine ganz bequeme Alternative: Lächelmeditation. Einfach jeden Abend vor dem Einschlafen fünf Minuten lächeln. Sie können sich hierfür gern auf Ihr Sofa oder in Ihr Bett legen. Entspannen Sie Ihre Gesichtsmuskulatur und stellen Sie sich ein schönes Ereignis oder Bild vor. Diese Übung hat nicht nur den Effekt, die Produktion von Glückshormonen anzukurbeln, sie macht auch schön. Ein wichtiger Bestandteil des Anti-Aging-Trends »Yoga für das Gesicht« ist das Lächeln, da hiermit viele Gesichtsmuskeln trainiert werden und die Haut so regelmäßig gestrafft wird. In Indien gehört die Lächelmeditation zur alltäglichen Körperhygiene.

TAG 10

Angst und Unsicherheit sind unsere größten Widersacher auf dem Weg zu uns selbst. Deshalb wenden wir uns heute weiterhin der Stabilität zu, denn sie bringt Sicherheit und lässt damit Angst automatisch weichen. Fällt Ihnen etwas auf? Es ist wieder das Prinzip des Gebens und Nehmens. Wenn wir einer Sache in unserem Leben mehr Raum geben, muss eine andere dafür weichen. Im Idealfall tauschen wir immer etwas Schlechtes gegen etwas Gutes aus.

Sonne und Mond

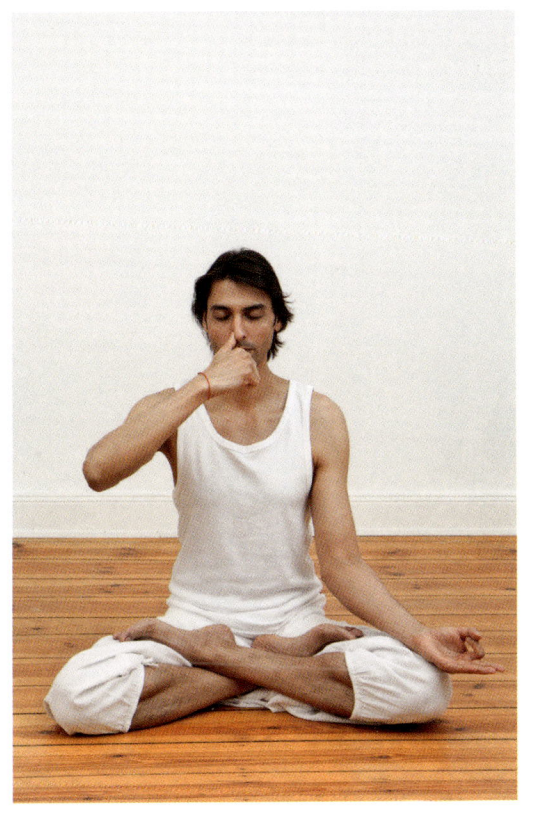 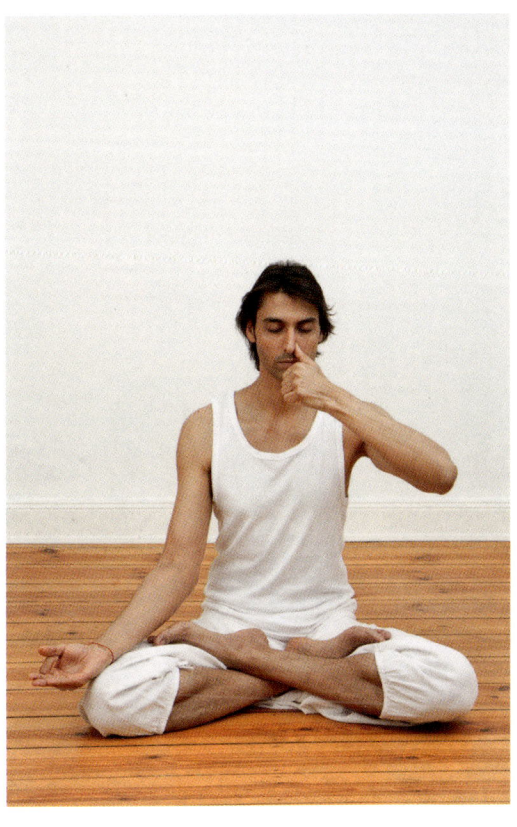

Nehmen Sie den Schneider- oder Lotussitz ein. Legen Sie die linke Hand im Vaju-Mudra auf Ihr linkes Knie. Jetzt das rechte Nasenloch sanft mit Ihrem Daumen schließen und durch das linke Nasenloch siebenmal sieben Sekunden lang ein- und wieder ausatmen.

Seitenwechsel. Legen Sie nun die rechte Hand ebenfalls im Vaju-Mudra auf das rechte Knie. Mit dem Daumen der linken Hand sanft das linke Nasenloch schließen. Siebenmal sieben Sekunden ein- und wieder ausatmen.

Surya und Chandra – Sonne und Mond – heißt diese Atmung, bei der zunächst die eine und dann die andere Körperhälfte mit Aufmerksamkeit bedacht wird. Die Atmung verläuft nicht abwechselnd, sondern hierbei wird zunächst durch das eine und dann durch das andere Nasenloch tief ein- und wieder ausgeatmet. Diese Form der Atmung klärt die Gedanken und stabilisiert beide Körperhälften für sich, bevor wir sie mit weiterführenden Übungen in Einklang bringen.

Trataka

Brain Hug

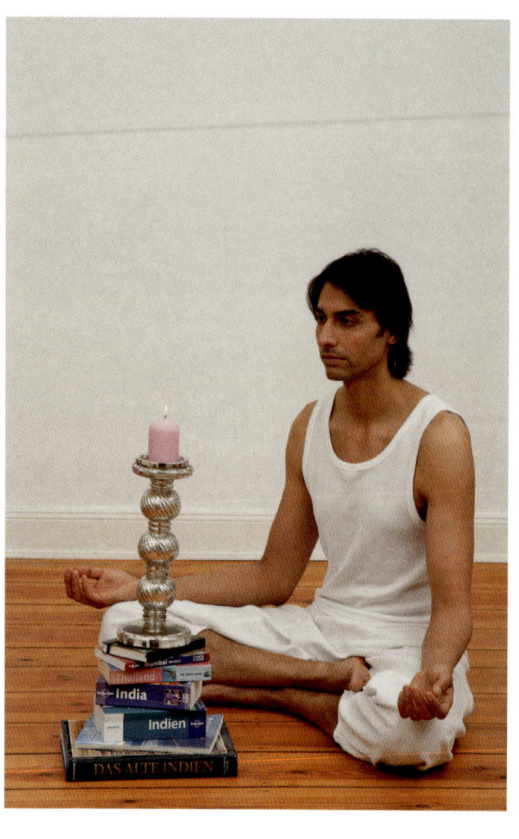

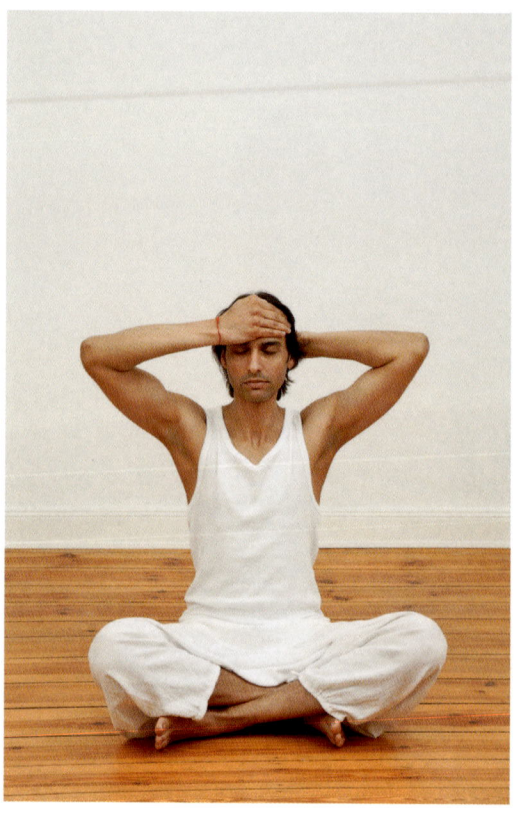

Trataka bedeutet, sich lange auf einen Punkt zu konzentrieren. Am stärksten ist der Effekt, wenn Sie Ihren Blick auf die Spitze einer Kerzenflamme konzentrieren. Stellen Sie eine Kerze in Augenhöhe, etwa einen halben Meter entfernt auf und konzentrieren Sie sich auf die Spitze der Kerze, ohne zu blinzeln. Ruhig atmen. Bis die Augen anfangen zu tränen. Augen schließen, bis sich der Feuchtigkeits-zustand normalisiert, Hände reiben und auf die Augen legen, danach das Gesicht ein paar Mal mit kühlem Wasser waschen.

Diese Übung wird im Schneidersitz ausgeführt. Die linke Hand leicht an den Hinterkopf legen, die rechte an die Stirn. Sagen Sie laut oder im Geiste folgenden Satz: »Ich liebe mich und bin ab jetzt und heute ohne Angst, frei und mutig.«

Nataraja – »Der König des Tanzes«

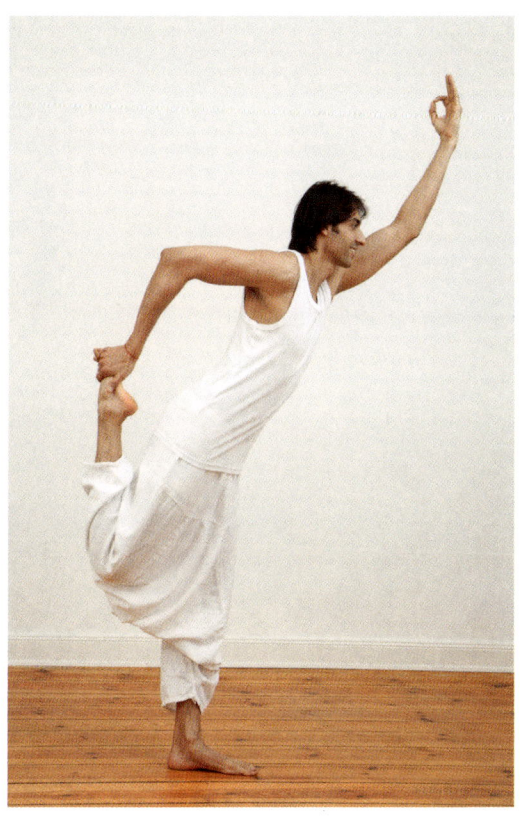

Nataraja ist ein anderer Name für Shiva, einen der wichtigsten Götter des Hinduismus. Die Übung bekämpft negative Gedanken und hilft bei Unsicherheit. Auf einem Bein stehen, die linke Hand formt das »Jana Mudra«, elf Sekunden halten. Seitenwechsel, Übung wiederholen.

Die Krähe

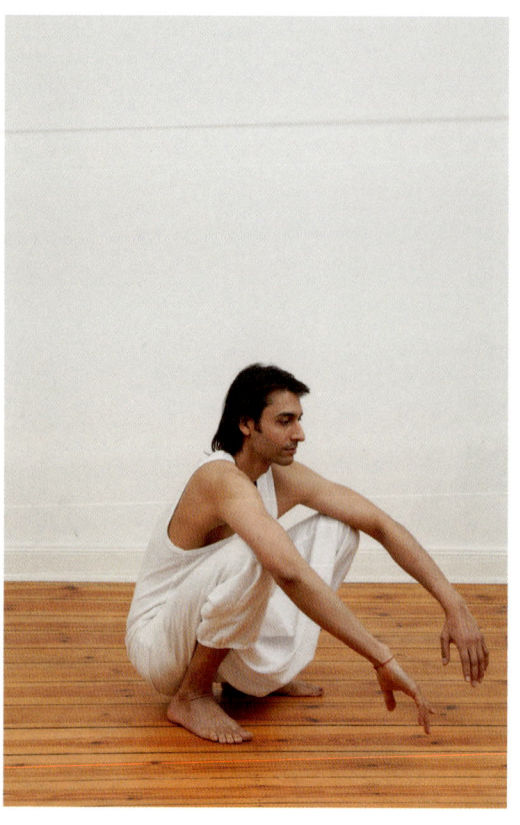

In die Hocke gehen.

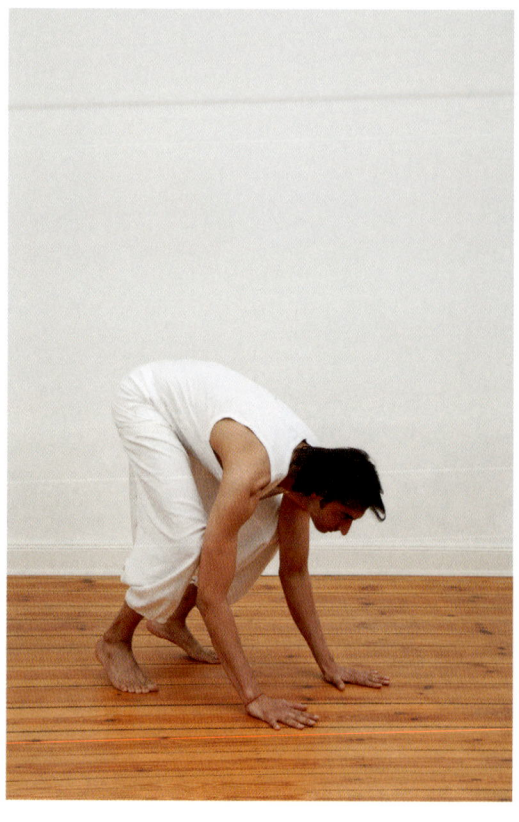

Die Knie oberhalb der Ellenbogen auf die
Rückseite der Unterarme legen.

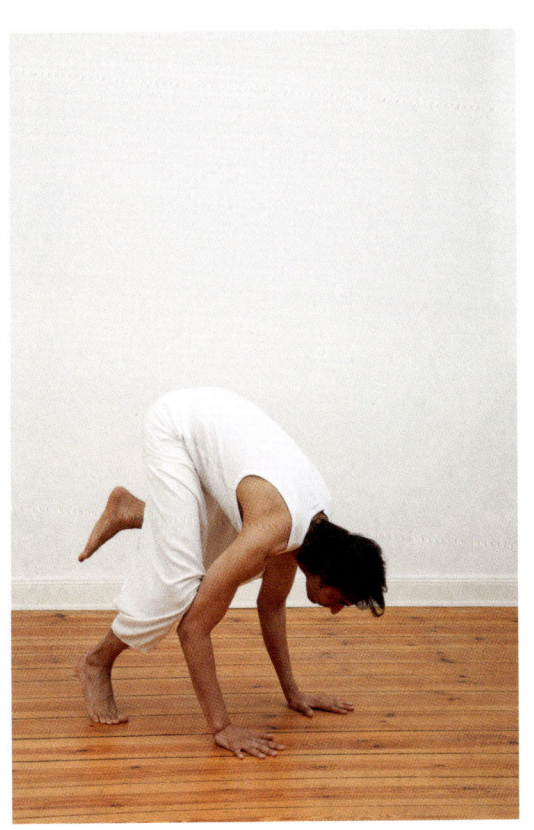

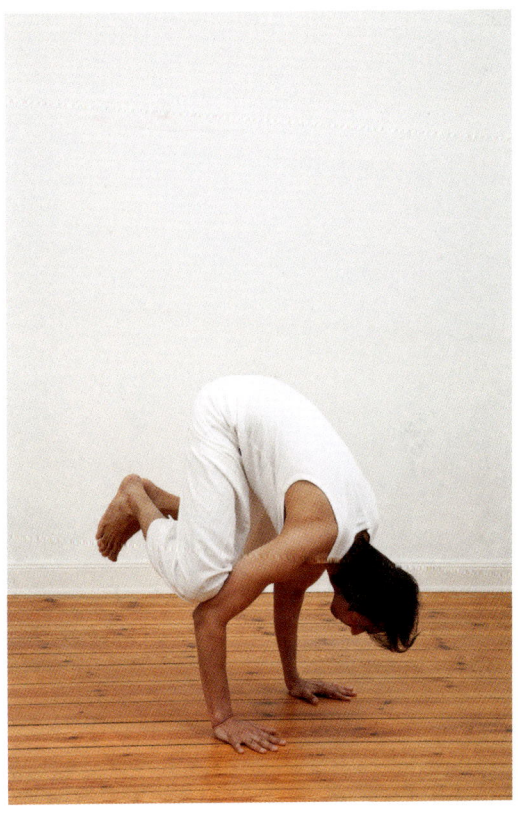

Das Gewicht langsam nach vorn verlagern, dann den rechten Fuß heben, wenn Sie Ihre Balance gefunden haben, auch Ihren linken.

Sicherlich eine der anspruchsvolleren Übungen, aber sie sieht deutlich schwieriger aus, als sie ist. Ihre Wirkung ist auch eine symbolische: Oft besiegen wir eine Angst, indem wir uns ihr stellen. Also Mut zu Yoga für Fortgeschrittene. Versuchen Sie nun, Ihre größte Sorge vor sich auf dem Boden von oben zu betrachten, wie eine Krähe, die ihre Kreise über dem Wald zieht. Die Übung unterstützt die nötige Distanz, mit der Sie das Geschehen objektiver betrachten können. Halten Sie die Übung einfach so viele Sekunden, wie Sie können. Das erste Ziel sind sieben Sekunden.

Der Feuerflieger

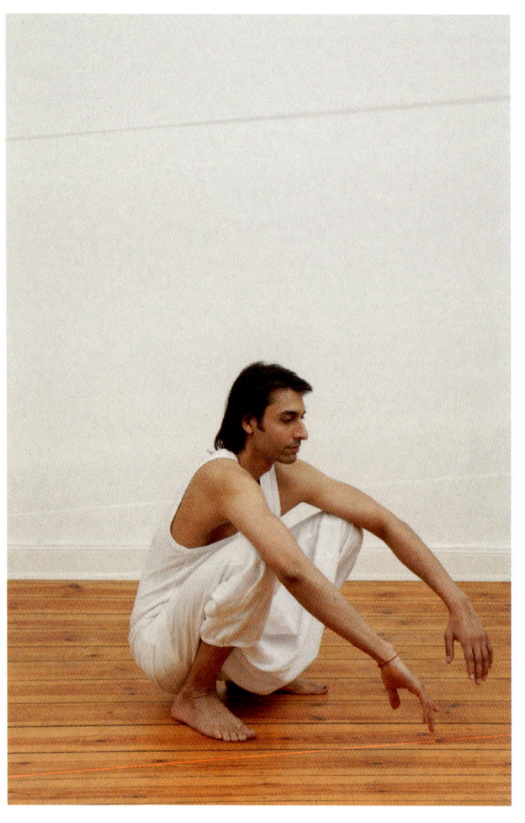 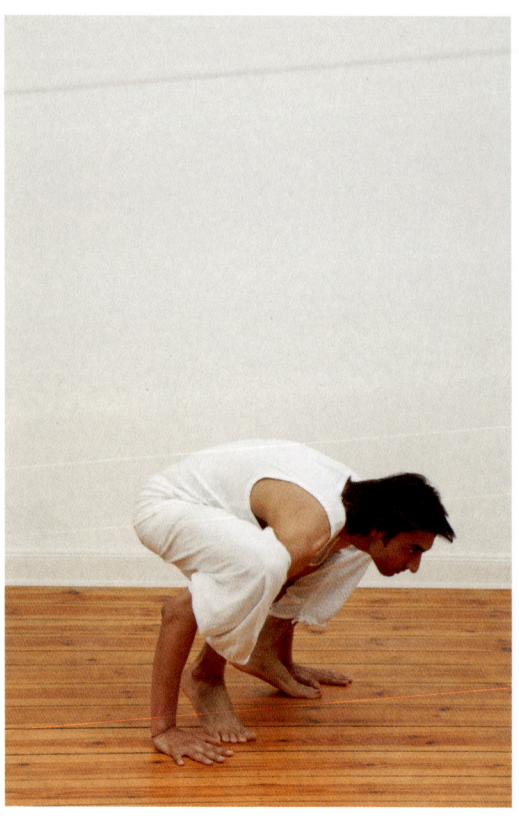

In die Hocke gehen.

Die Hände zwischen den Beinen hindurch außen neben den Füßen aufstützen.

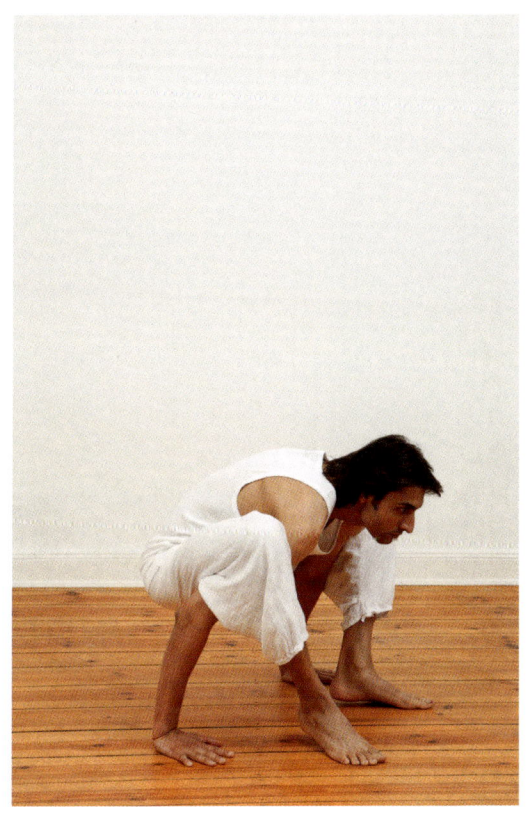

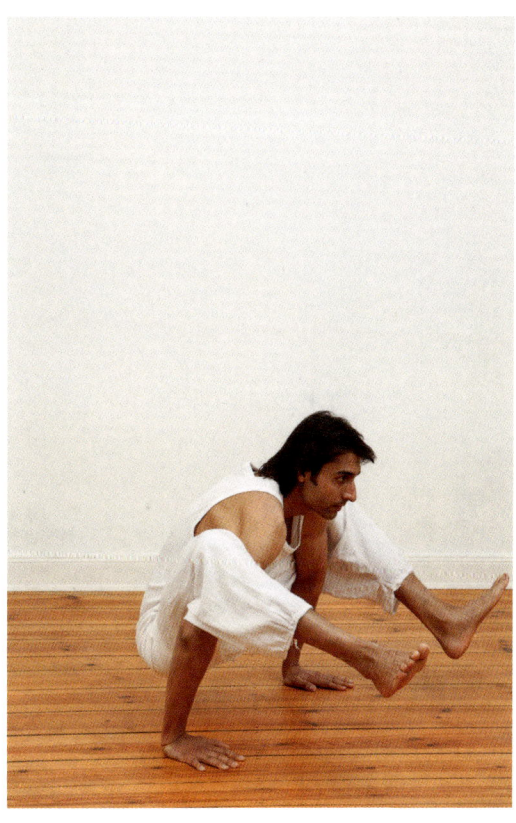

Dann die Füße langsam nach vorn schieben.

Die Füße anheben.

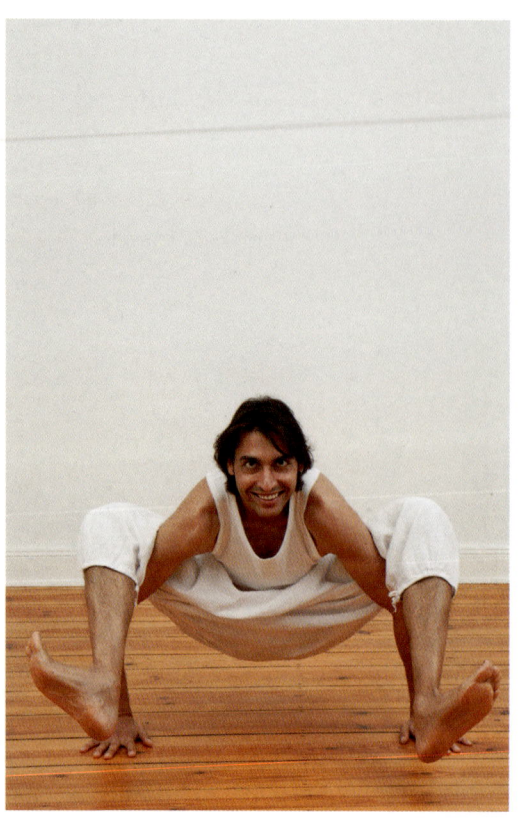

Wenn Sie es jetzt noch schaffen zu lächeln,
sind Sie richtig gut.

TAG 11

Nach so viel Akrobatik werden wir heute wieder einen Gang runterschalten. Nur ein kleiner Trick für mehr Motivation und eine wundersame Beere sollen für heute reichen. Wir haben noch viel vor.

Das Feuer der Motivation

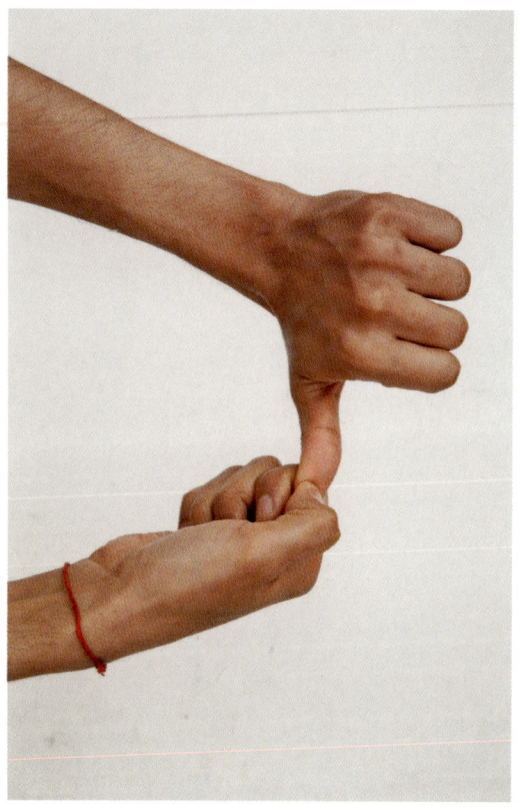

Das Element Feuer hat seinen Sitz in der Daumenkuppe. Aktivieren wir es durch Druck, werden bestimme Areale im Gehirn sensibilisiert, die unsere Motivation steigern. Dieser Frischekick stimmt optimistisch, löst Ängste und Blockaden.

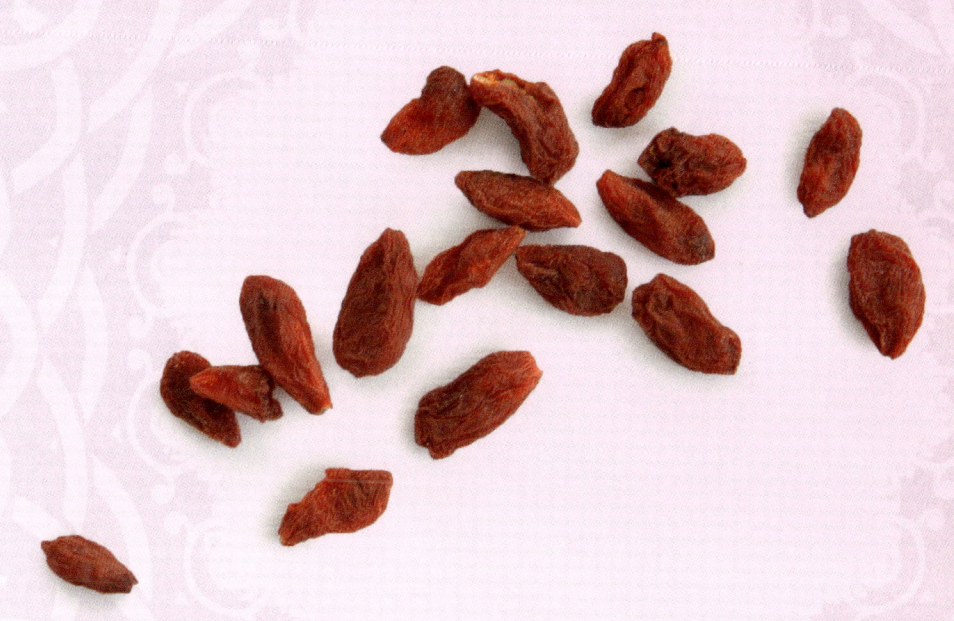

Die Gojibeeren gelten seit Jahrtausenden als Jungbrunnen und werden in Fernost als Träger geheimer Energie und Jungbrunnen für ewige Jugend und Schönheit gehandelt. Sie sind reich an Antioxidantien und stärken das Immunsystem (Reformhaus/ Internet, 300 Gramm ca. 8 Euro).

TAG 12

Der heutige Tag steht ganz unter dem Motto der Konzentration auf das Selbst. Es warten hoch effektive Übungen, die leicht auszuführen sind. Einige der kleinen Helfer sind übrigens auch ideal dafür geeignet, als kleine Übung zwischendurch in Ihren Alltag eingebaut zu werden.

Die vier Säulen für ein gesundes Selbstwertgefühl sind positiv erlebte Gefühle in der Kindheit, Wertschätzung und Anerkennung in sozialer Form, liebevolle Bezugspersonen und ein gesundes Gleichgewicht zwischen Freiheit und Anlehnung an Bezugspersonen. Ein komplexes System. Lange galt die Annahme, dass sich Selbstwert im Erwachsenenalter nicht mehr korrigieren lässt. Doch immer mehr Studien beweisen das Gegenteil. Selbstwert kann in jedem Alter zunehmen – ganz einfach durch positive Erlebnisse. Je mehr wir uns mit positiven Dingen beschäftigen, je selbstverständlicher werden sie in unserem Alltag. Diesen Prozess wollen wir mit diesen Übungen, wie auch schon mit vielen Übungen zuvor, noch weiter ankurbeln.

Sei, der Du bist und sag, was Du fühlst. Denn die, die das stört, zählen nicht und die, die zählen, stört es nicht.

Theodor Seuss Geisel, US-amerikanischer Kinderbuchautor

1. Drei Finger Mudra – »Begrüße das Glück«

2. Widerstehe der Verführung

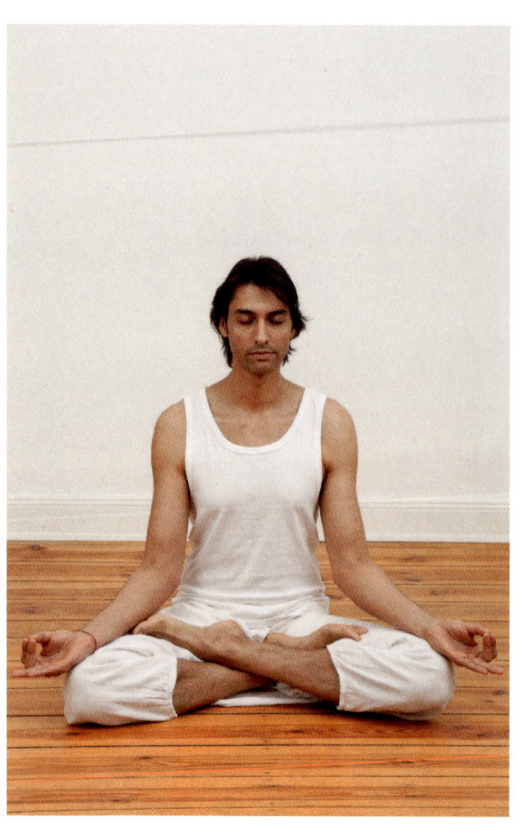

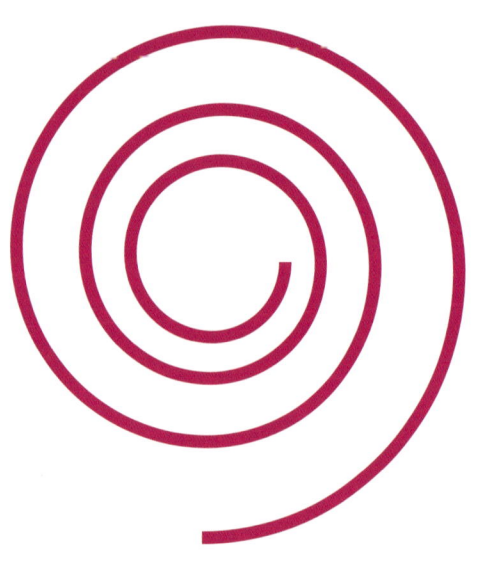

Setzen Sie sich bequem in den Schneidersitz. Die Daumen, Mittel- und Zeigefinger zusammenlegen. Die Handrücken auf die Knie legen. Schließen Sie sanft die Augen. Drei Minuten in dieser Position ruhen und ruhig atmen.

Diese Übung stärkt Ihre Fähigkeit, sich auf Ihr Ziel zu konzentrieren und gleichzeitig Ihre eigene Mitte einzunehmen. Sie benötigen ein DIN-A4-Blatt und einen Stift. Zeichnen Sie eine Spirale darauf und hängen Sie das Blatt in Augenhöhe an eine Wand. Sie selbst können in etwa einem halben Meter Abstand davor Platz nehmen. Nun richten Sie Ihre Augen auf die Mitte der Spirale. Trotzen Sie dem Verlangen mit den Augen die Spirale entlang nach außen zu wandern. Bleiben Sie mit den Augen in der Mitte – Ihrer Mitte. Fünf bis sieben Minuten.

3. Nasarga Mudra – das dritte Auge

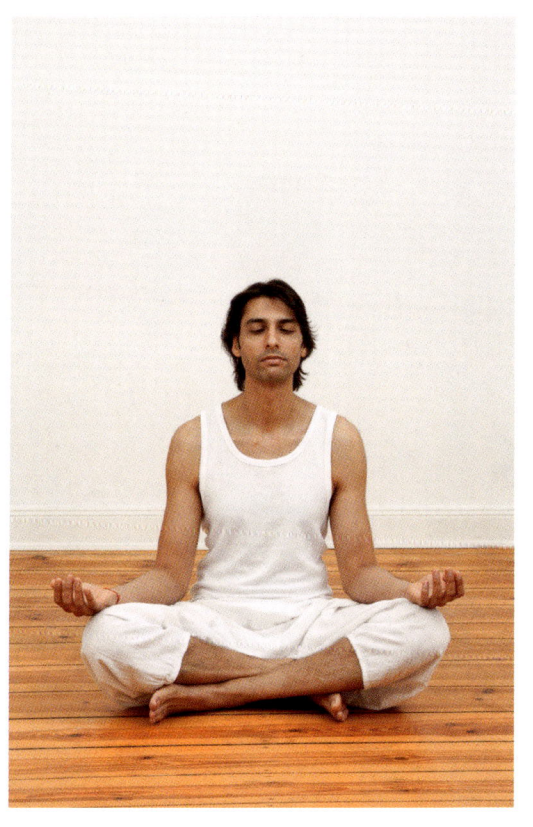
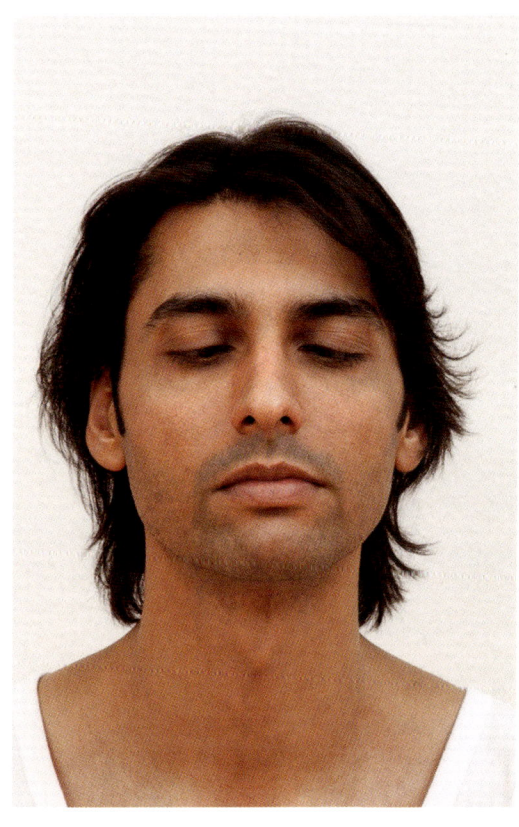

Setzen Sie sich bequem in den Schneidersitz. Die Augen halb schließen, die Hände ruhen mit den Handflächen nach unten auf Ihren Knien.

Richten Sie Ihren Blick nun auf den Punkt zwischen Ihren Augen. Mit der Konzentration auf Ihr drittes Auge trainieren Sie gleichermaßen die Wahrnehmung Ihrer eigenen Mitte als auch die Konzentrationsfähigkeit auf ein Ziel. Sie können diese Übung entweder mit leicht geöffneten Augen oder sanft geschlossenen Augen durchführen. Versuchen Sie, zehn Sekunden fokussiert zu bleiben. Dann die Augen langsam öffnen, die Handflächen aneinanderreiben, bis Wärme entsteht. Die warmen Hände auf die Augen legen.

4. Surya Nadi Pranayama – der Atem der Reinigung

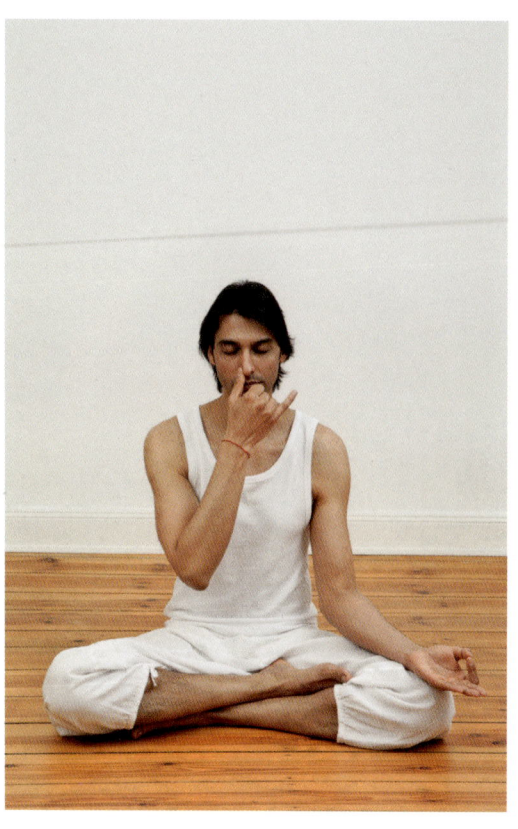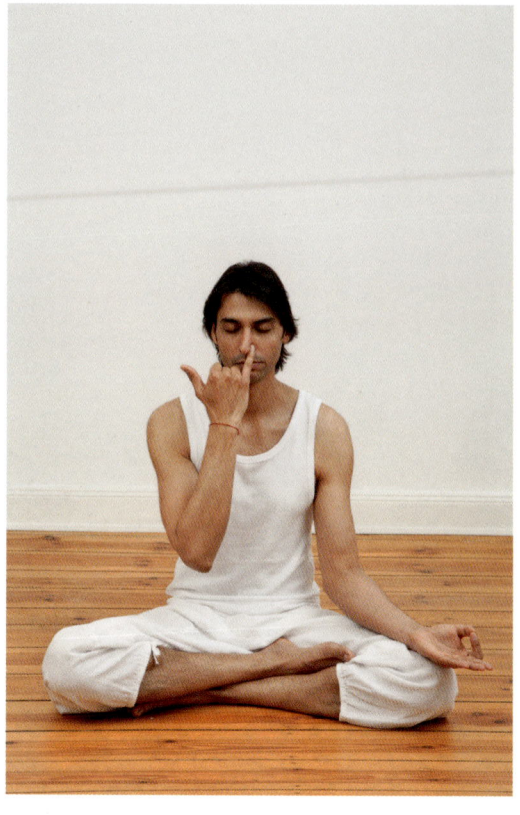

Nehmen Sie den Schneider- oder Lotussitz ein. Legen Sie Ihre linke Hand im Jana-Mudra auf das linke Knie. Mit dieser Atmung werden die Energielaufbahnen des Körpers gereinigt und ein Gleichgewicht zwischen dem Körper und den Gehirnhälften hergestellt.

Formen Sie mit Ihrer rechten Hand die Haltung »Shank Mudra«, die Muschelhaltung. Dafür wird der Daumen und der kleine Finger ausgestreckt und die mittleren Finger an die Handinnenfläche gelegt. Nun mit dem Daumen das rechte Nasenloch sanft schließen und durch das linke Nasenloch einatmen, dann den kleinen Finger auf das linke Nasenloch legen und rechts ausatmen. Rechts wieder einatmen, das rechte Nasenloch mit dem Daumen schließen, links ausatmen. Sieben Durchgänge, wobei jeder Atemzug fünf Sekunden andauert.

TAG 13

Heute warten drei weitere anspruchsvolle Übungen auf Sie. All diese Elemente aus dem Yoga fördern Ihre Stabilität, indem sie die Hauptrumpfmuskulatur kräftlgen.

Der Adler – die Wurzel der Persönlichkeit

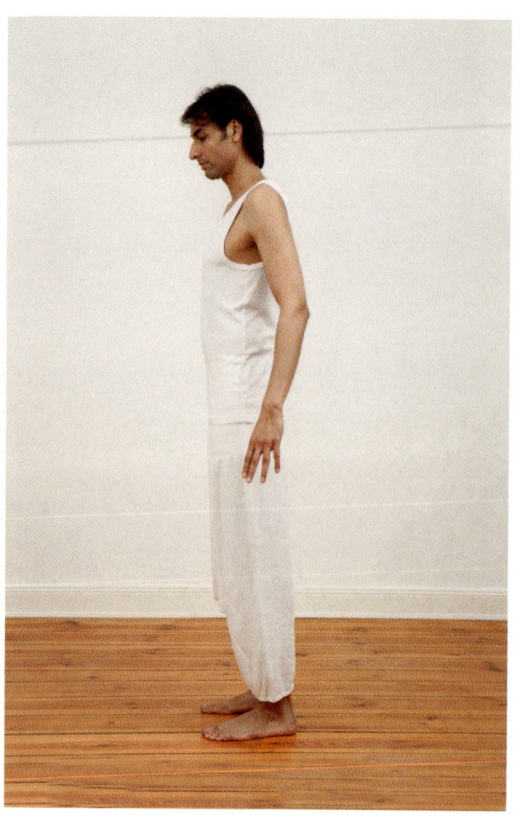

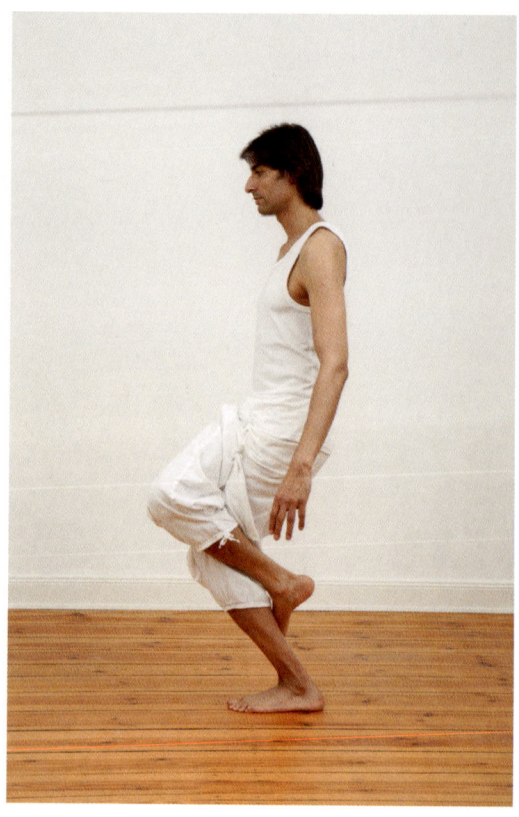

Die Füße hüftbreit auseinanderstellen.

Jetzt das rechte Bein über das linke Knie bewegen und den rechten Fuß hinter der linken Wade verhaken. Falls Sie es nicht schaffen, den Fuß hinter die Wade zu führen, lassen Sie das Bein einfach über dem linken Knie ruhen, so als würden Sie im Sitzen die Beine übereinanderschlagen.

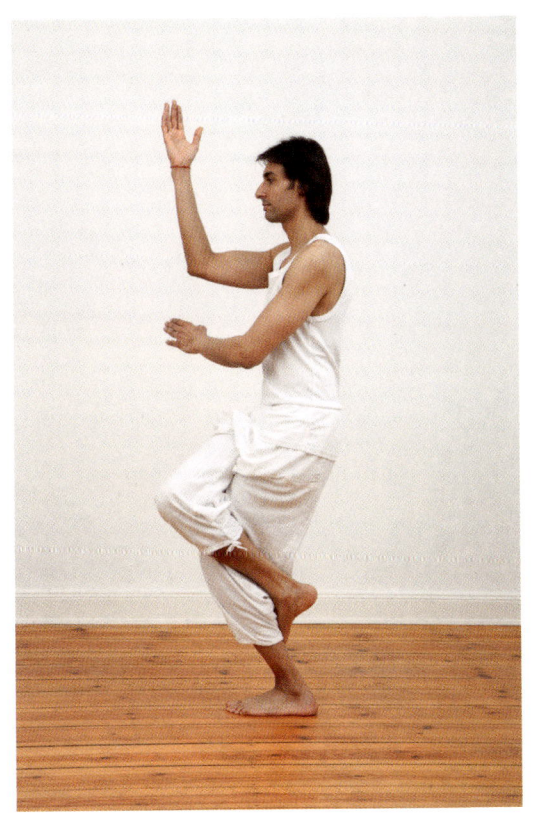

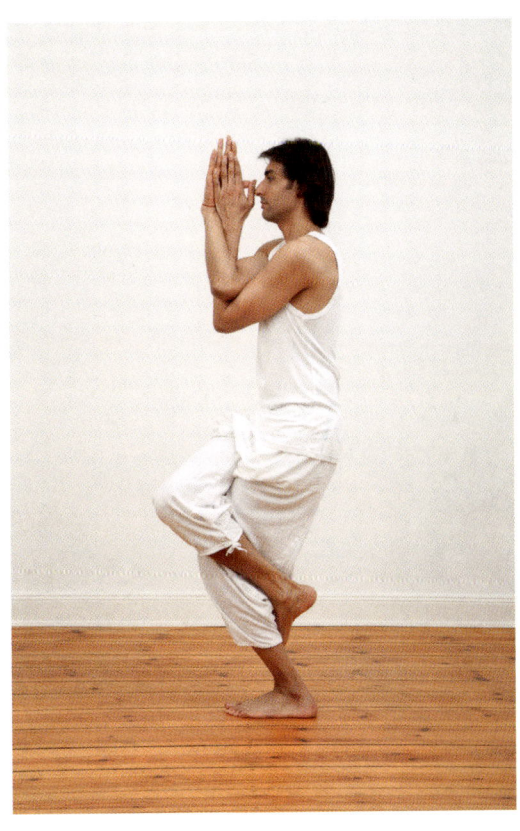

Legen Sie nun den linken Arm unter den rechten Arm.

Und führen Sie die Handflächen zusammen. Versuchen Sie, die Oberarme waagerecht zum Boden zu halten. Die Schultern nach unten ziehen. Wenn Sie den Blick auf einen festen Punkt im Raum richten, fällt es leichter, das Gleichgewicht zu halten. Sieben Sekunden halten. Dann langsam lösen. Wenn Sie große Schwierigkeiten mit der Balance haben, können Sie sich auch mit dem Rücken an eine Wand lehnen, die Position einnehmen und sich dann langsam von der Wand lösen.

Vathayan Yogi – der Weg des Herzens

Der Yogi Vathayan, nach dem diese Übung benannt ist, hat laut Überlieferung in der nun folgenden Pose mehrere Monate ausgeharrt. Das erwarten wir nicht von Ihnen, aber wenn Sie für den Anfang sieben Sekunden schaffen, ist das gut genug.

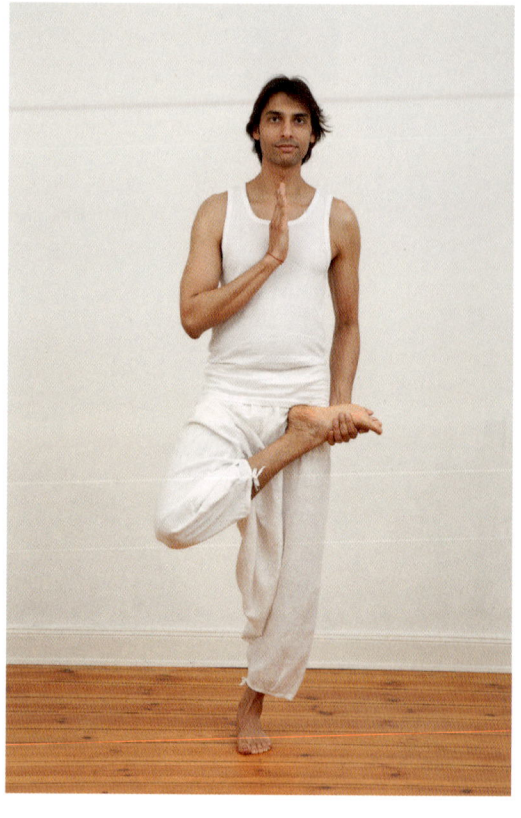

Einen Fuß an die Innenseite des Oberschenkels, nahe an die Leiste legen. Die Hand derselben Körperhälfte mit der Seite des Daumens zum Brustbein führen – auf das Herzzentrum legen. Zu Beginn können Sie sich auch mit dem Knie an eine Wand lehnen, versuchen Sie jedoch mehr und mehr frei zu stehen. Die Gedanken kommen und gehen lassen, ruhig atmen. Dann Seitenwechsel. Jede Seite dreimal.

Baithak – der Thron der Souveränität

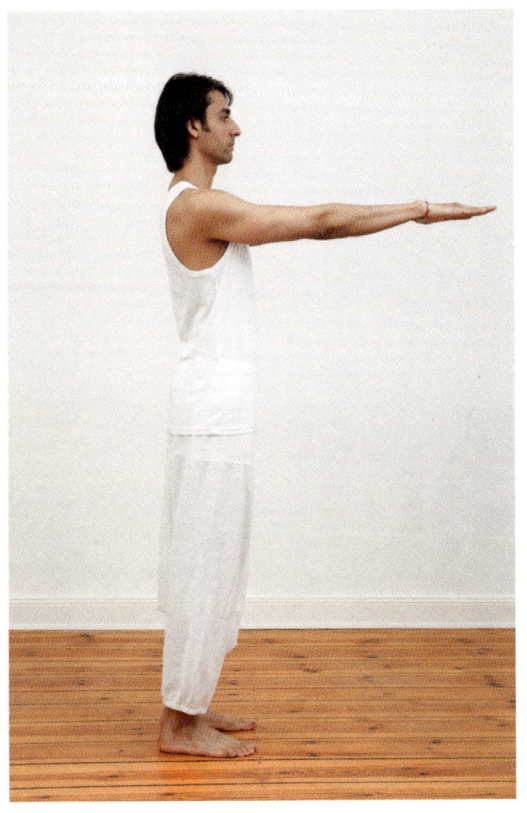 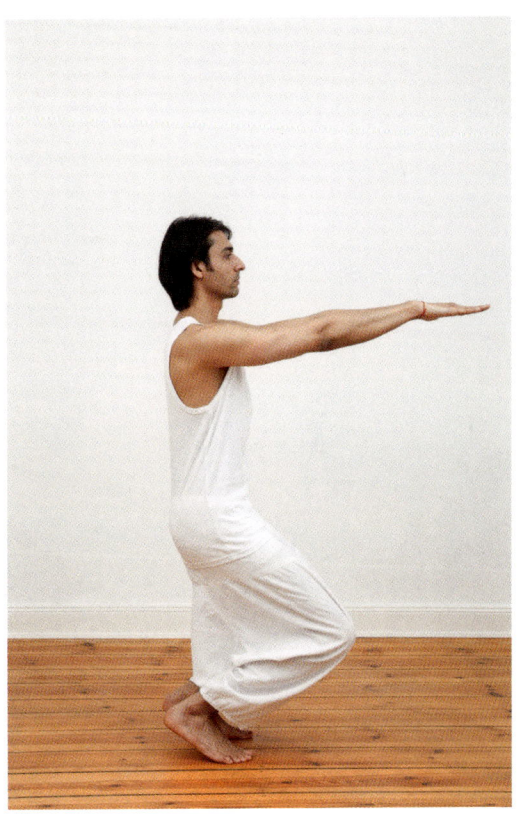

Die Füße hüftbreit aufstellen, die Arme nach vorn ausstrecken, Handflächen zeigen nach unten.

Ein- und ausatmen, in die Hocke gehen, so weit wie möglich, ohne den Rücken zu krümmen. Dann die Fersen anheben, 15 Sekunden halten. Dreimal wiederholen.

Baithak heißt »sich hinsetzen«. Doch auf einem Thron setzt man sich nicht einfach nur nieder, man regiert sein Königreich. Deshalb haben wir die Übung den »Thron der Souveränität« genannt. Sie trainiert Sicherheit und Kraft, die zwei wichtigsten Waffen, die Sie als guter König oder gute Königin für Ihr persönliches Reich benötigen.

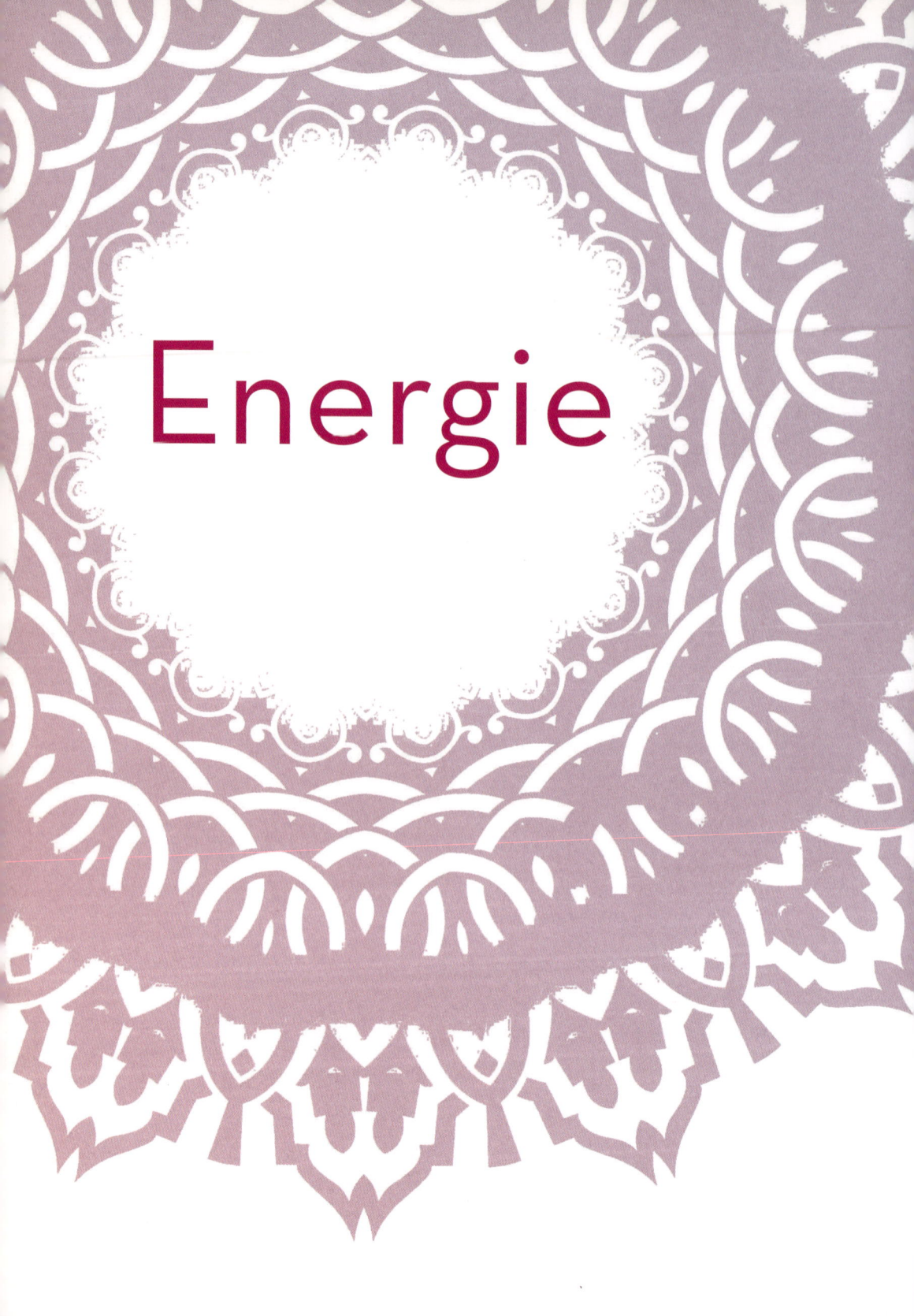

Energie

WOCHE 3

TAG 14

Sie haben viel erreicht in den letzten zwei Wochen. Aufgeräumt, zu sich gefunden, den Körper gestärkt, stabilisiert, Tipps und Tricks für mehr Gesundheit erhalten und eine Anleitung zum Besteigen des Siegertreppchens bekommen. Jetzt wird das Erlernte gefestigt. Mit großer Gelassenheit.

Gib mir Gelassenheit, Dinge hinzunehmen, die ich nicht ändern kann; gib mir den Mut, Dinge zu ändern, die ich zu ändern vermag, und gib mir die Weisheit, das Eine vom Andern zu unterscheiden.

Friedrich Oetinger, dt. luth. Theologe

Laut einer Studie der Madison Universität in den USA beruhigt ein Anruf bei Mama die Nerven ebenso gut wie eine Umarmung. Die Stimme der Mutter löst einen Produktionsschub des Wohlfühl- und Bindungshormons Oxytocin aus, so die Wissenschaftler. Da wir unsere Lieben aber nicht ständig und zu jeder Zeit anrufen können, hilft es, fähig zu sein, selbst für ein Wohlgefühl sorgen zu können. Im Laufe der nächsten Tage erlernen Sie Kombinationsübungen, die die Nerven stärken und Körper und Seele harmonisieren.

Die Trilogie unendlicher Energie

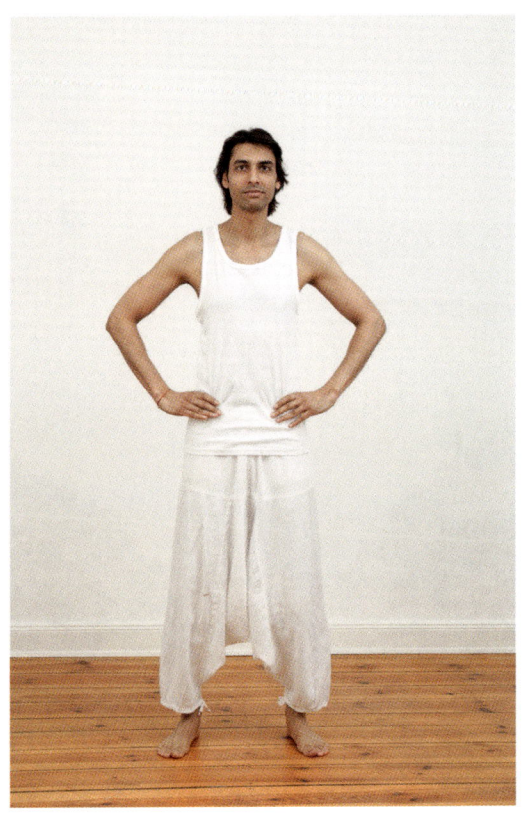 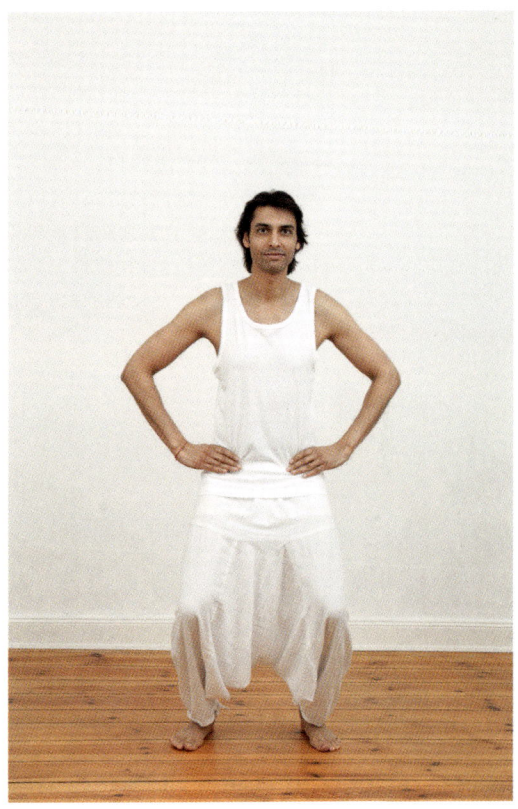

1. Powerdip

Die Füße hüftbreit aufstellen, Hände in die Hüften stützen. Durch die
Nase ein- und den Mund ausatmen. Beim Ausatmen schnell in die
Hocke gehen (nicht zu weit), beim Einatmen schnell wieder aufrichten.
25-mal wiederholen.

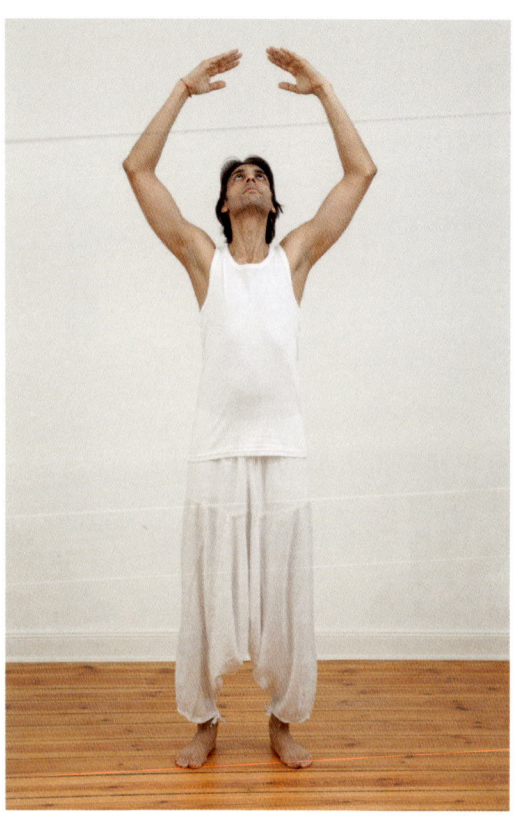 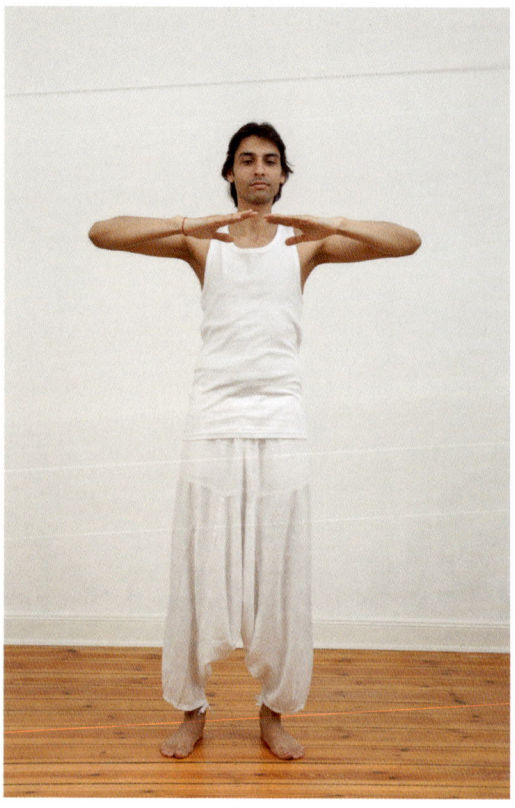

2. Refill

Mit dieser Übung verbinden Sie Himmel und Erde (Sanskrit: Swarga und Bhumi).

Beine hüftbreit aufstellen, die Hände über den Kopf heben, einatmen, tief ausatmen und dabei die Hände vor dem Körper nach unten wandern lassen. Einatmen und die Hände wieder nach oben wandern lassen. Elfmal wiederholen.

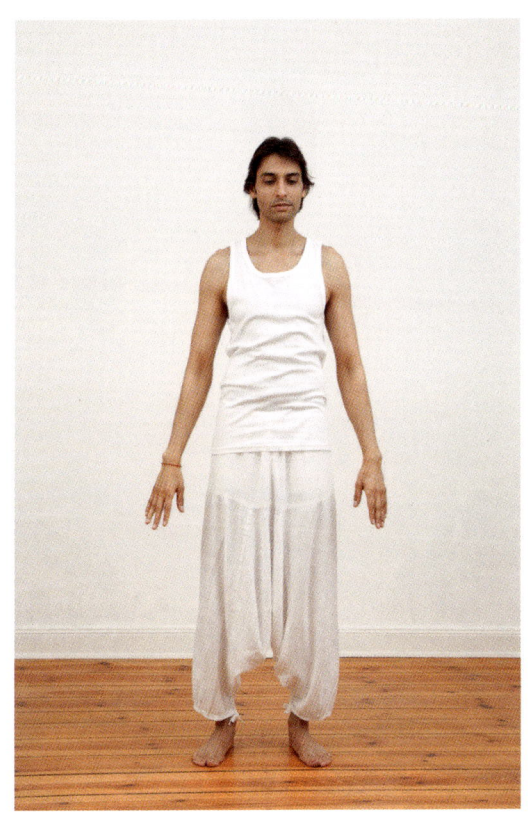

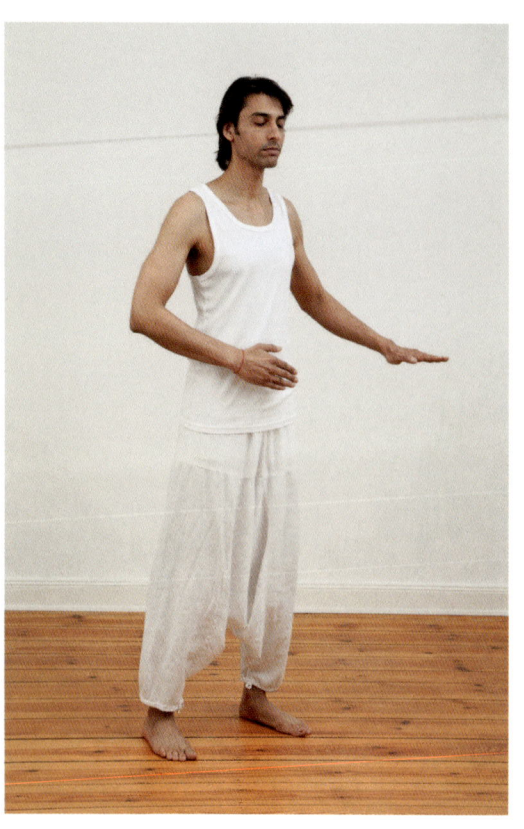 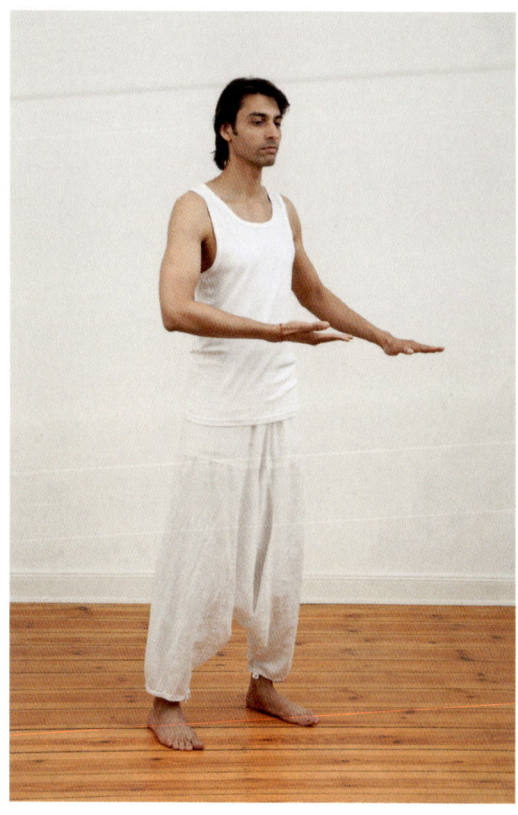

3. Infinity

Beine hüftbreit aufstellen, die linke Hand mit der Handfläche nach unten hüfthoch neben dem Körper platzieren. Hier empfangen wir die weibliche Energie der Mutter Erde. Parallel dazu die rechte Hand vom Sakralchakra über das Solarplexuschakra vor dem Körper anheben, dabei einatmen. Dann vor dem Körper eine Acht malen. Das Zeichen der Unendlichkeit. Um es mit einfachen Worten auszudrücken: Ihre linke Hand steckt in der Steckdose und Ihre rechte Hand bewegt diese Energie durch die Chakren. Dabei holt sie sich die Energie des Universums zur Hilfe.

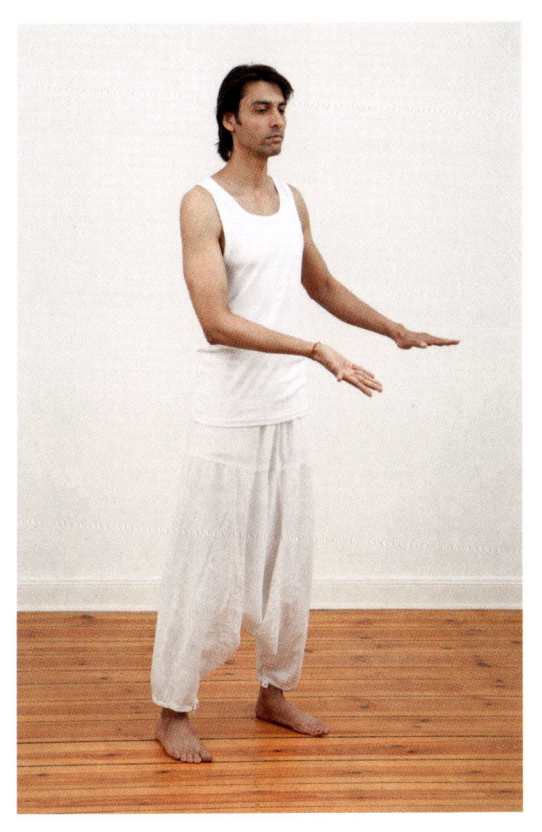 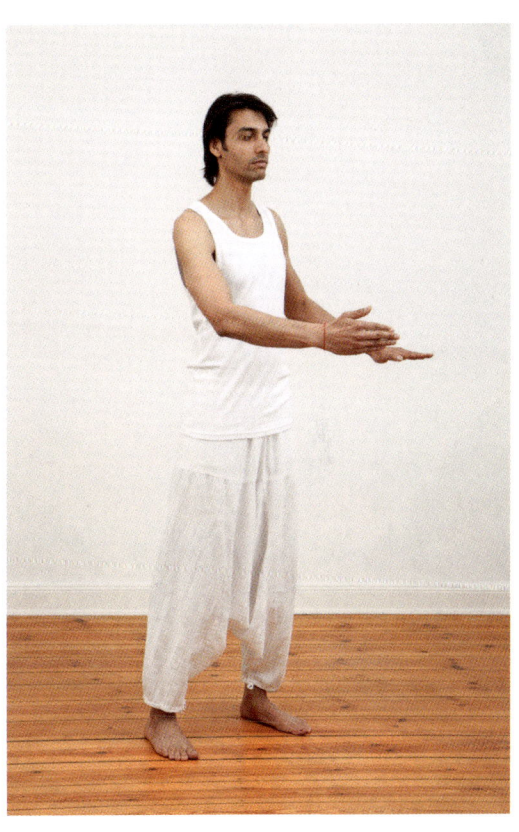

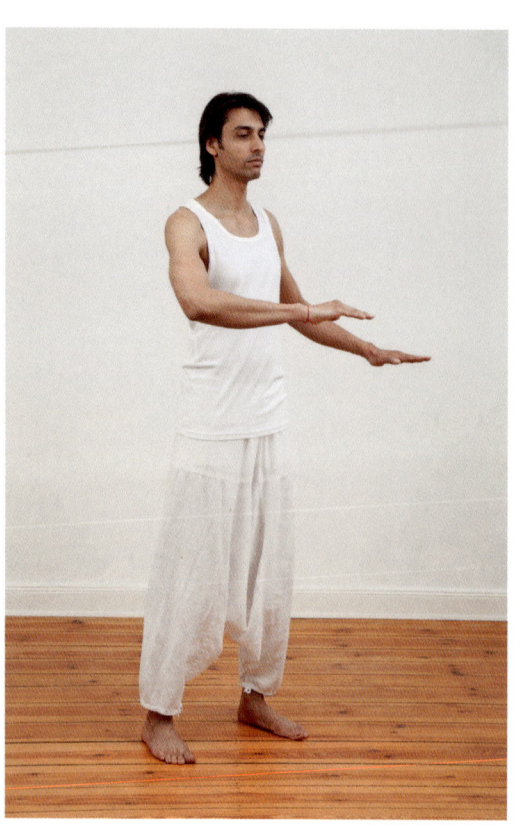
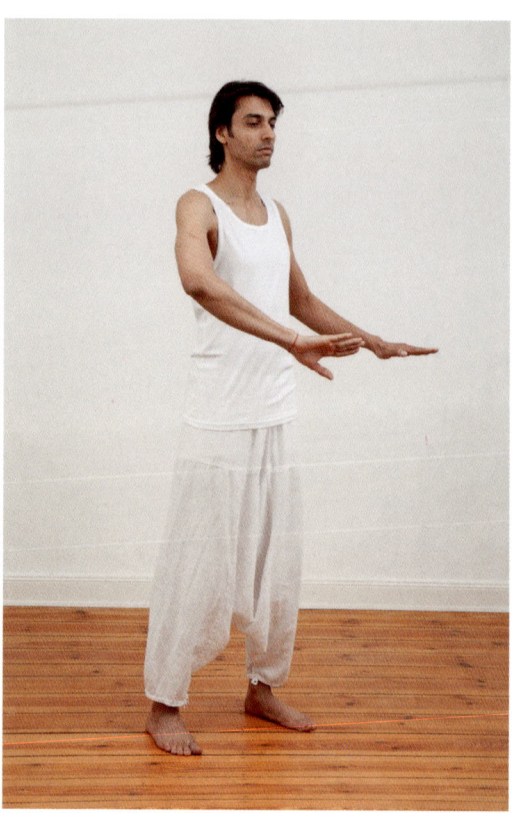

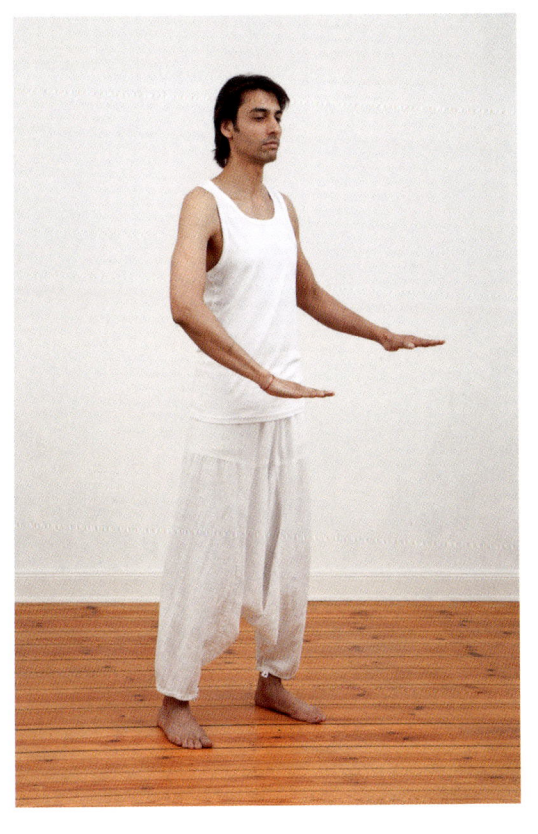
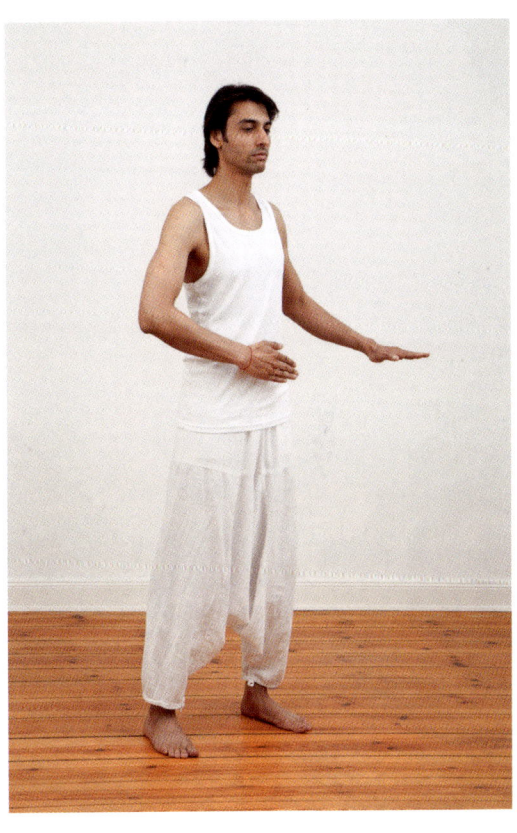

TAG 15

Wir starten die dritte und letzte Woche mit Kraft und zugleich Gelassenheit. Und lernen eine der besten Entspannungsübungen der Welt.

Sher Mudra

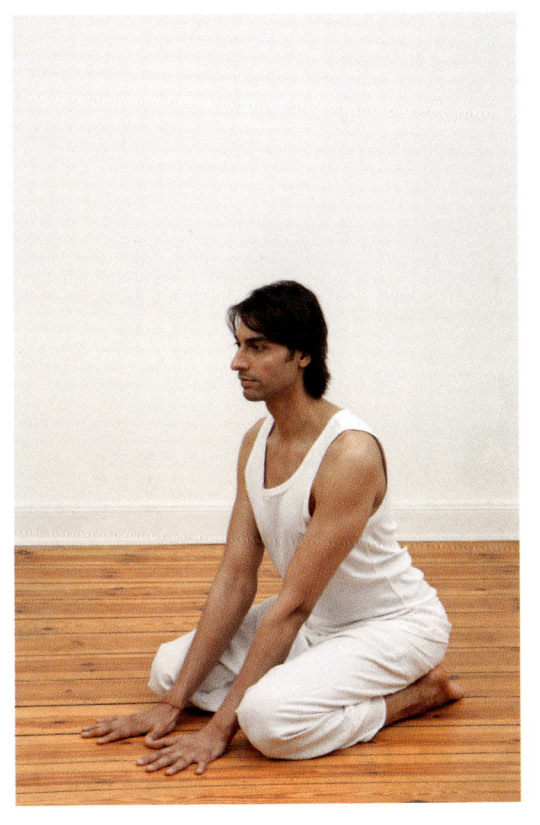 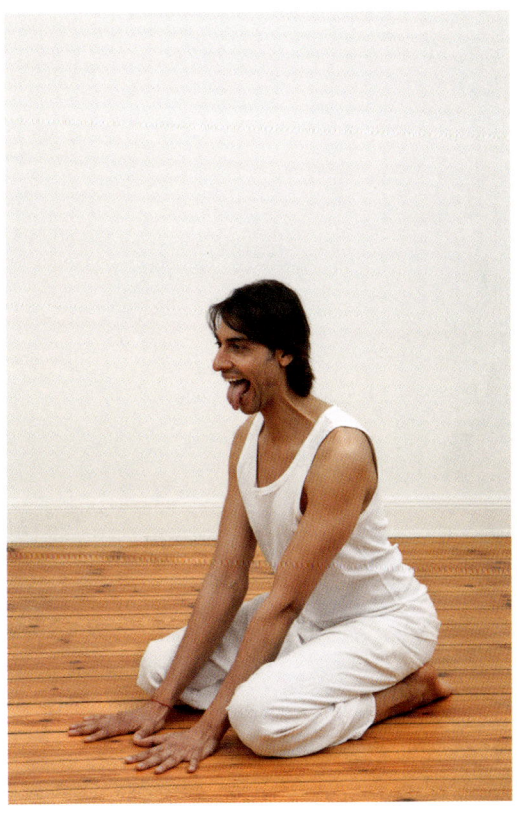

Setzen Sie sich auf Ihre Unterschenkel, die Hände vor den Knien aufsetzen. Den Rücken strecken, die Schultern nach hinten unten ziehen.

Jetzt die Zunge weit herausstrecken und dabei fauchen. Keine Angst vor dieser wirkungsvollen Grimasse, sie setzt negative Energien frei und hilft bei Stressabbau und Grenzensetzung.

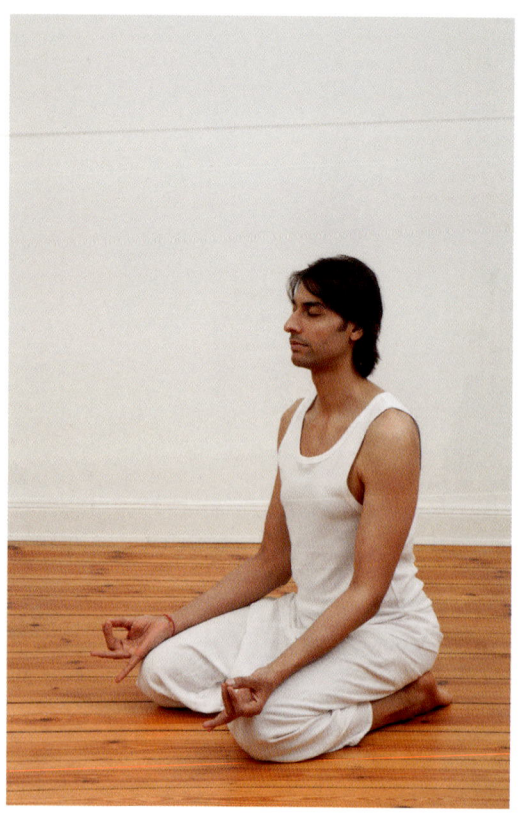

Die Handrücken auf die Knie legen, die Hände formen das Dreifingermudra. Nun die Zungenspitze an den Gaumen legen und den Mund schließen.

Shavasana

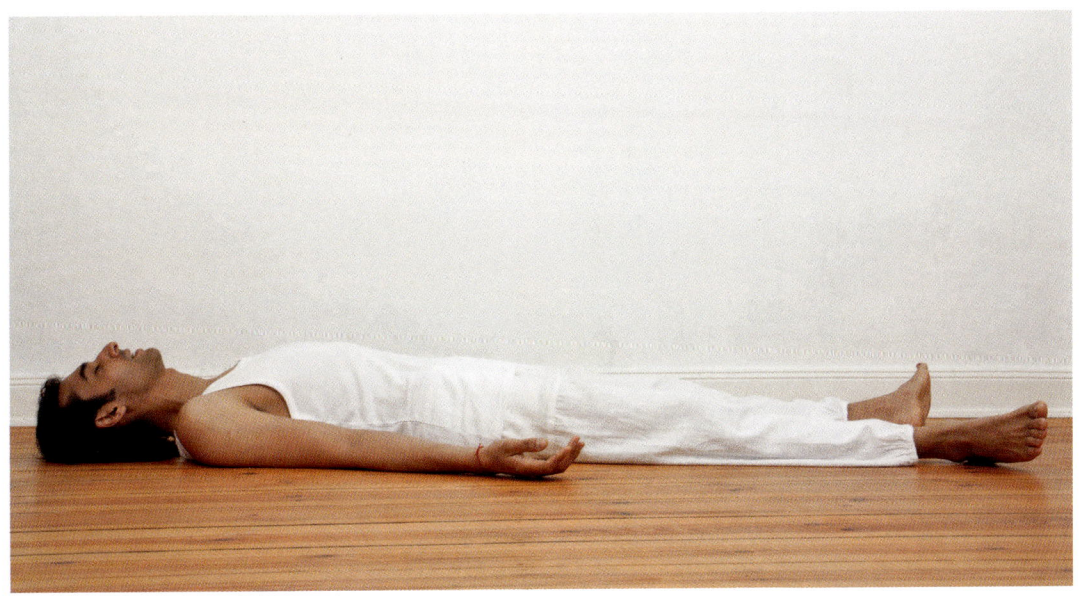

Legen Sie sich entspannt auf den Rücken. Durchwandern Sie mit Ihrer Aufmerksamkeit alle Körperteile von unten nach oben. Die Zehen, Füße, Waden, Oberschenkel,
Becken, Rücken, Arme, Schultern, Nacken, Gesicht, Scheitel und stellen Sie sich vor,
dass sie warm und schwer sind. Nun wandern wir durch die sieben Chakren, angefangen
beim Wurzelchakra. Wandern Sie von einem Chakra zum anderen. Auf dem Weg von
einem Chakra zum anderen Luft holen und während Sie dort verweilen, auf die Silbe
»Ah« ausatmen. Bringt innere Ruhe, Einklang zwischen den Chakren.

TAG 16

Dies ist ein besonderer Tag, den wir einzig und allein einer Heilmeditation widmen möchten. Ashish Mehta hat diese Meditation kreiert, als er sich aus beruflichen Gründen nicht erlauben konnte krank zu werden. Seitdem setzt er diese Heilübung bei sich und seinen Klienten ein, wenn es darum geht, schnell wieder gesund zu werden oder auch präventiv, um gar nicht erst krank zu werden.

Shavasana Tara Pranajama

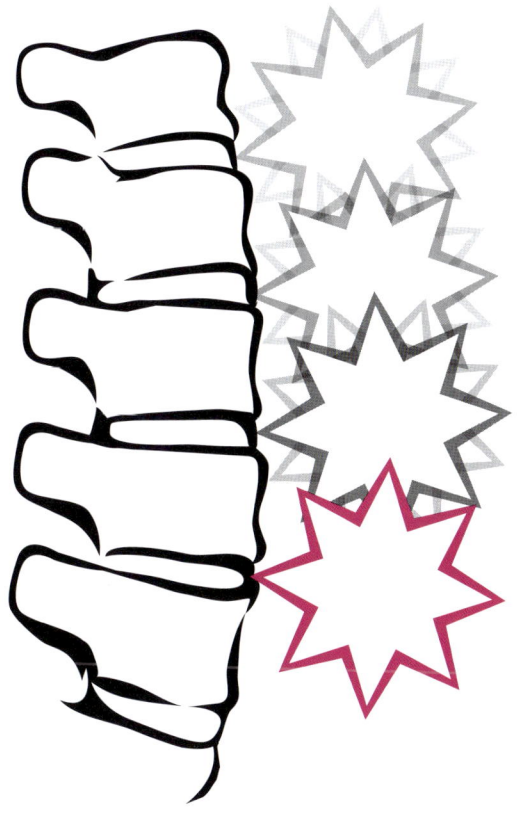

Mit dieser Übung bitten wir die indische Sterngöttin Tara (Sanskrit »Tara« – Stern) um Hilfe. Legen Sie sich flach auf den Boden, am besten auf eine weiche Decke, auf Ihr Sofa oder in Ihr Bett. Atmen Sie zunächst ein paar Mal intensiv ein und wieder aus. Stellen Sie sich nun vor, dass sich ein Stern aus dem Himmelszelt löst und mit seiner Strahlkraft, seinem Licht in Ihre Wohnung schwebt. Lassen Sie ihn nun im Geiste Ihre Wirbelsäule entlangwandern, wobei die Zacken des Sterns sich wie ein Sporenrädchen von einem Wirbel zum anderen vorwärtsbewegen. Während der Stern Ihre Wirbelsäule von unten nach oben hinaufwandert, nimmt Ihr Körper über das Rückenmark die Heilkraft des Sterns auf und sendet diese kosmische Energie durch Ihren gesamten Organismus. Wenn Sie ein bestimmtes Leiden haben, steuern Sie die Energie des Sterns dorthin und stellen Sie sich vor, wie Ihr Leiden durch die Kraft des Lichts geheilt wird. Versuchen Sie dabei so bildlich wie möglich vorzugehen. Vielleicht stellen Sie sich vor, wie sich eine Wunde schließt, wie eine Entzündung zurückgeht, eine Blutung stoppt, Erkältungsviren schrumpfen. Ihrer Fantasie sind keine Grenzen gesetzt. Der Stern durchwandert auf seiner Reise durch Ihren Körper auch die Chakren, reinigt sie und füllt sie mit Energie. Wenn der Stern an Ihrem Kopf angekommen ist, lassen Sie ihn auf Ihrer Vorderseite nochmals die Wirbelsäule entlangwandern. Am Ende der Übung noch ein wenig nachspüren.

TAG 17

Heute gibt es ein bisschen Wellness. Eine gute Massage gehört in Indien zur täglichen Hygiene wie das Zähneputzen. Das Beste der indischen Massagen ist, dass man viele davon auch selbst anwenden kann. Die effektivsten Hand- und Fußmassagegriffe folgen auf den nächsten Seiten.

The Touch of Silence

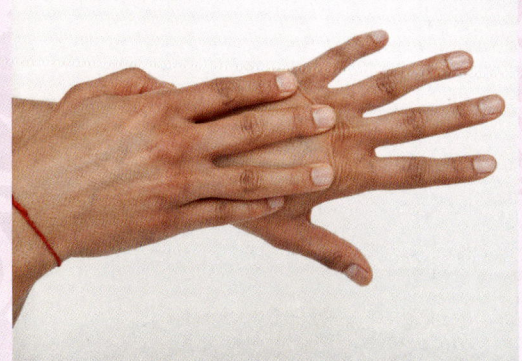 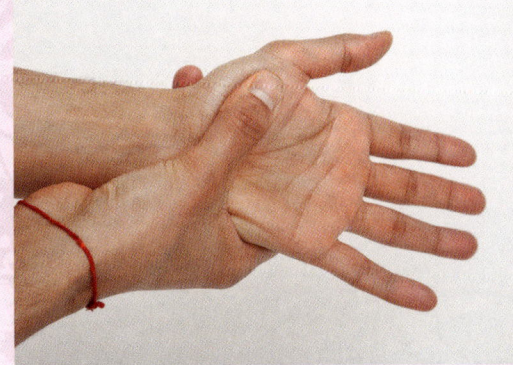

Beginnen wir mit der linken Hand. Streichen sie mit den Fingern der rechten Hand den Handrücken der linken Hand vom Handgelenk bis zu den Fingerspitzen aus.

Mit dem Daumen die Handinnenfläche fest massieren. Vom Handgelenk ausgehend in Richtung Finger.

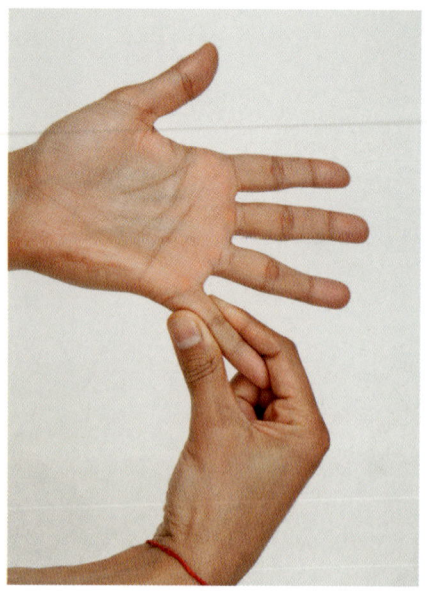

Jetzt kommen wir zu den Füßen. Zunächst die Oberschenkel, Waden und Fußgelenke lockern. Entweder durch Schütteln oder die Fußgelenke durch Kreisen.

Nun die Finger einzeln kneten. Beginnend beim kleinen Finger, reiben Sie die Finger von der Wurzel bis zur Fingerspitze. Am Ende die Fingerkuppe kneten. So alle Finger einzeln bis zum Daumen durchgehen.

Mit dieser Selbstmassage können Sie das gesamte Meridiansystem ansprechen und harmonisieren. Denn in den Händen und Füßen enden viele wichtige Endpunkte der Meridiane. Am besten wirkt eine Massage, wenn die Gliedmaßen zuvor mit warmem Wasser gewaschen wurden. Die Wärme entspannt die Muskulatur und die Massage kann besser wirken. Um die Reibung zu intensivieren, nehmen Sie am besten Ihr Lieblingsöl, so können Sie sich parallel auch noch von dem Duft verwöhnen lassen. Am Ende schütteln Sie die Hand aus. Dann Handwechsel.

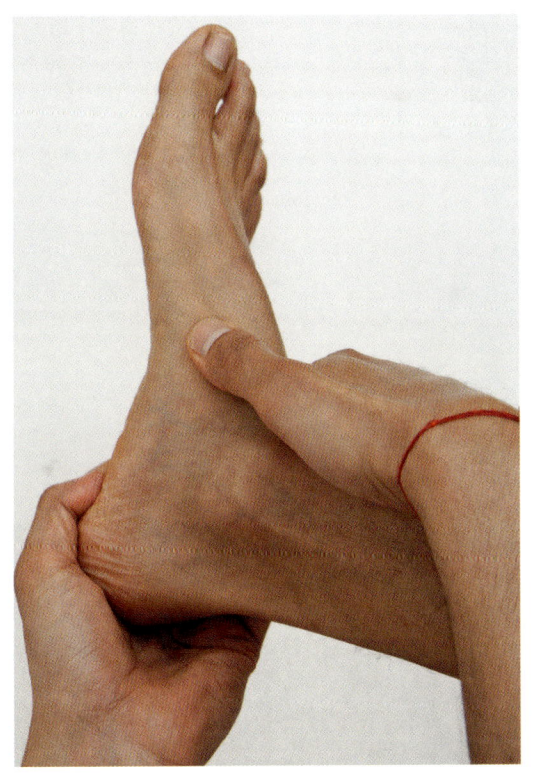 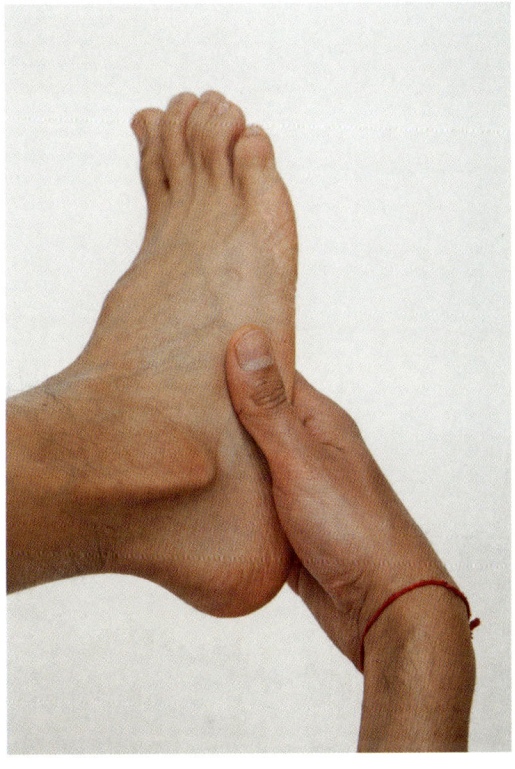

Am besten geeignet ist ein Massageöl, Sie können aber auch Ihre Lieblingslotion für die Fußmassage einsetzen. Nehmen Sie Ihren rechten Fuß in die Hand. Massieren Sie die Ferse mit relativ starkem Druck und kreisenden Bewegungen. Am effektivsten ist die Fersenmassage, wenn Sie damit beginnen, außen um die Ferse zu kreisen und den Kreis dann immer weiter zu verkleinern, bis Sie in der Mitte der Ferse angekommen sind.

Danach ist die Fußaußenkante dran. Reiben Sie mit dem Daumen an der Fußaußenkante entlang. Von der Ferse bis zu den Zehen. 20-mal wiederholen.

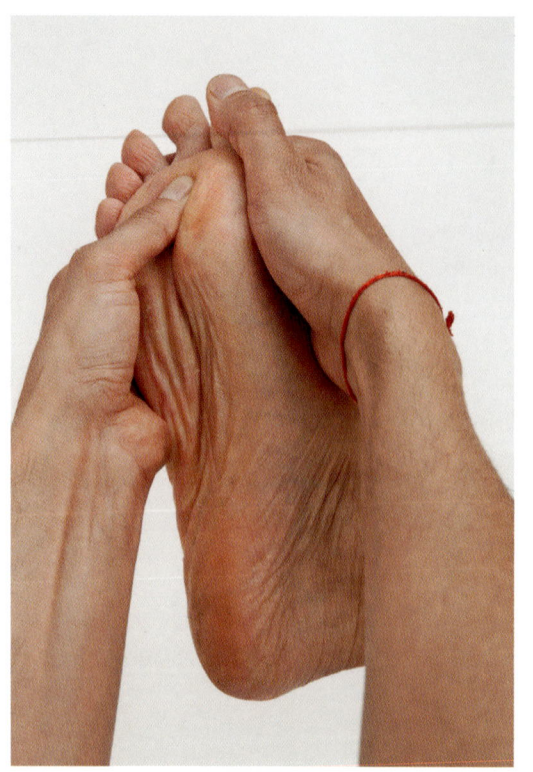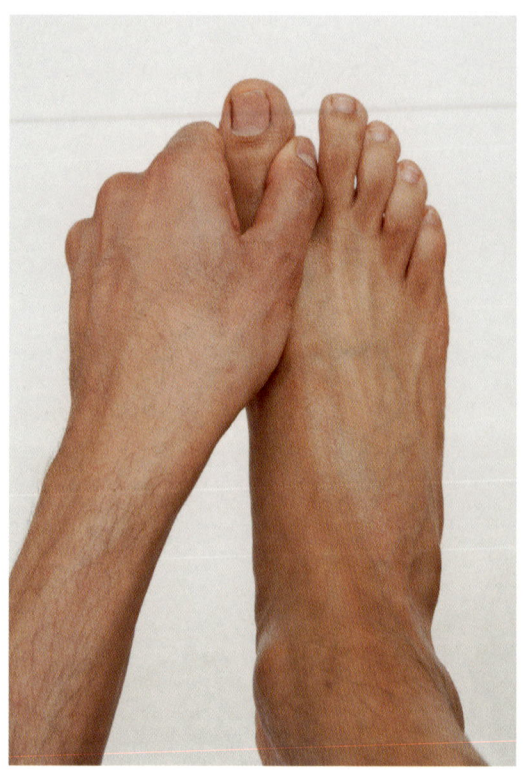

Jetzt den Ballen massieren. Beginnen Sie mit dem Ballen des großen Zehs und wandern Sie dann weiter bis zum kleinen Zeh. Hierbei vom unteren Ballenende zu den Zehen hin massieren.

Jetzt widmen wir uns den Zehen. Nehmen Sie jeden einzelnen Zeh zwischen Daumen und Zeigefinger und ziehen Sie ihn einmal lang.

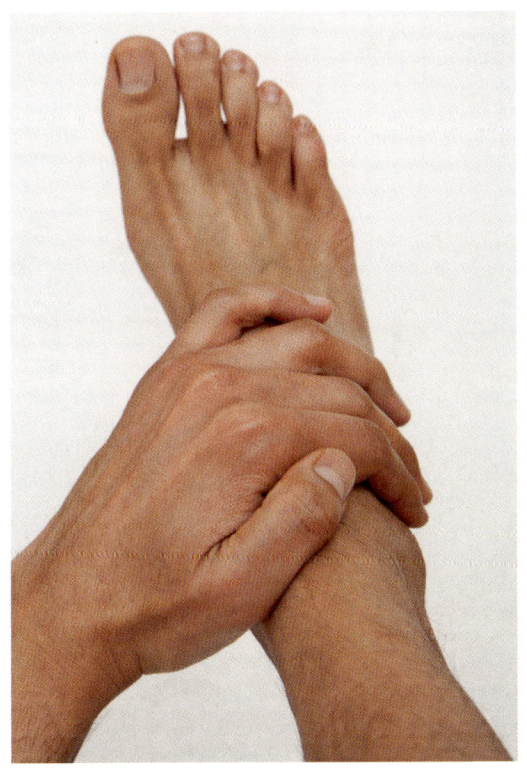

Am Ende den ganzen Fuß abstreichen und
dann leicht ausschütteln. Nun den anderen
Fuß auf dieselbe Weise massieren. Am besten
wenden Sie diese Massage nach dem Duschen
oder Baden an. An den Füßen befinden sich
viele Akupressurpunkte. Eine Fußmassage
wirkt wie ein Powerschläfchen am Tag, reakti-
viert Ihre Energien und entspannt Körper und
Geist.

TAG 18

Entspannung heißt das Thema des Tages. Dafür verraten wir Ihnen ein paar sehr effektive Helfer.

Die Mutter guter Nerven

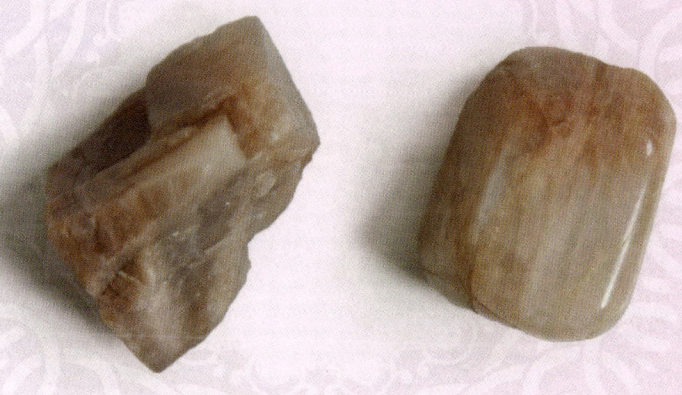

Mondstein

Dem Mondstein wird in der Edelsteintherapie vor allem Heilung bei Frauenleiden zugesprochen. Aber auch einige geschlechtsübergreifende Fähigkeiten, wie ruhige Nerven und die Verbesserung der Wahrnehmung bis hin zur Hellsichtigkeit werden diesem Edelstein mit seinem mysteriösen blauen Schimmer nachgesagt.

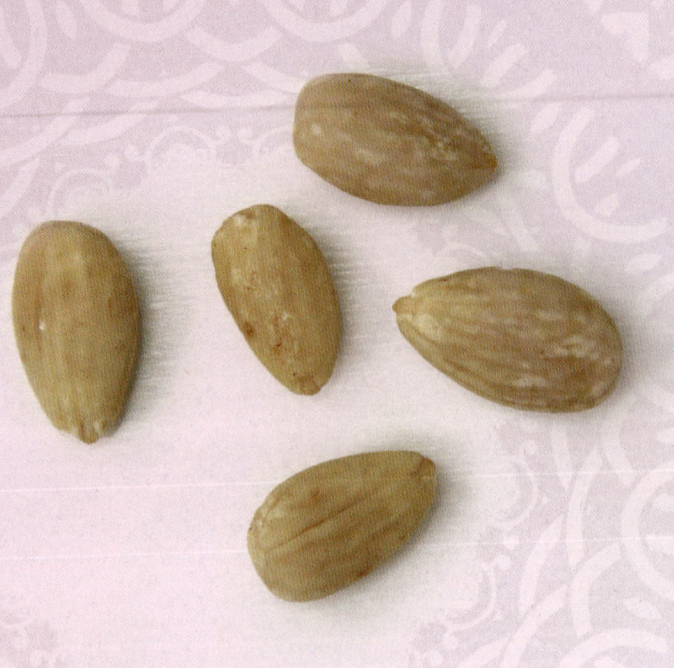

Ein Snack für mehr Gelassenheit

Für entspannte Nerven.

Fünf bis sieben Mandeln abends in ein Glas Wasser legen und morgens zum Frühstück verzehren. Das Tocopherol des Rosengewächses wirkt sich positiv auf die Gedächtnisleistung aus und wirkt leicht stimmungsaufhellend.

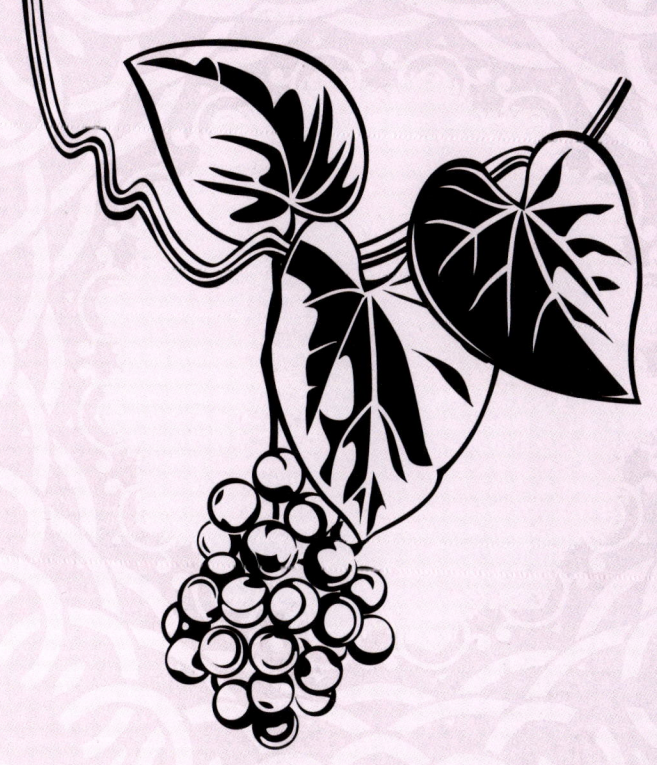

Der Trunk der Liebe

Guduchi-Tee.
Guduchi gehört zu den sogenannten adaptogen wirkenden Pflanzen. Sie harmonisieren den gesamten Organismus. Kann im Reformhaus bestellt werden. Ist manchmal in Mischungen mit Ingwer vorhanden – ebenfalls zu empfehlen. Seine Blätter sind übrigens hübsch anzusehen – sie sind herzförmig.

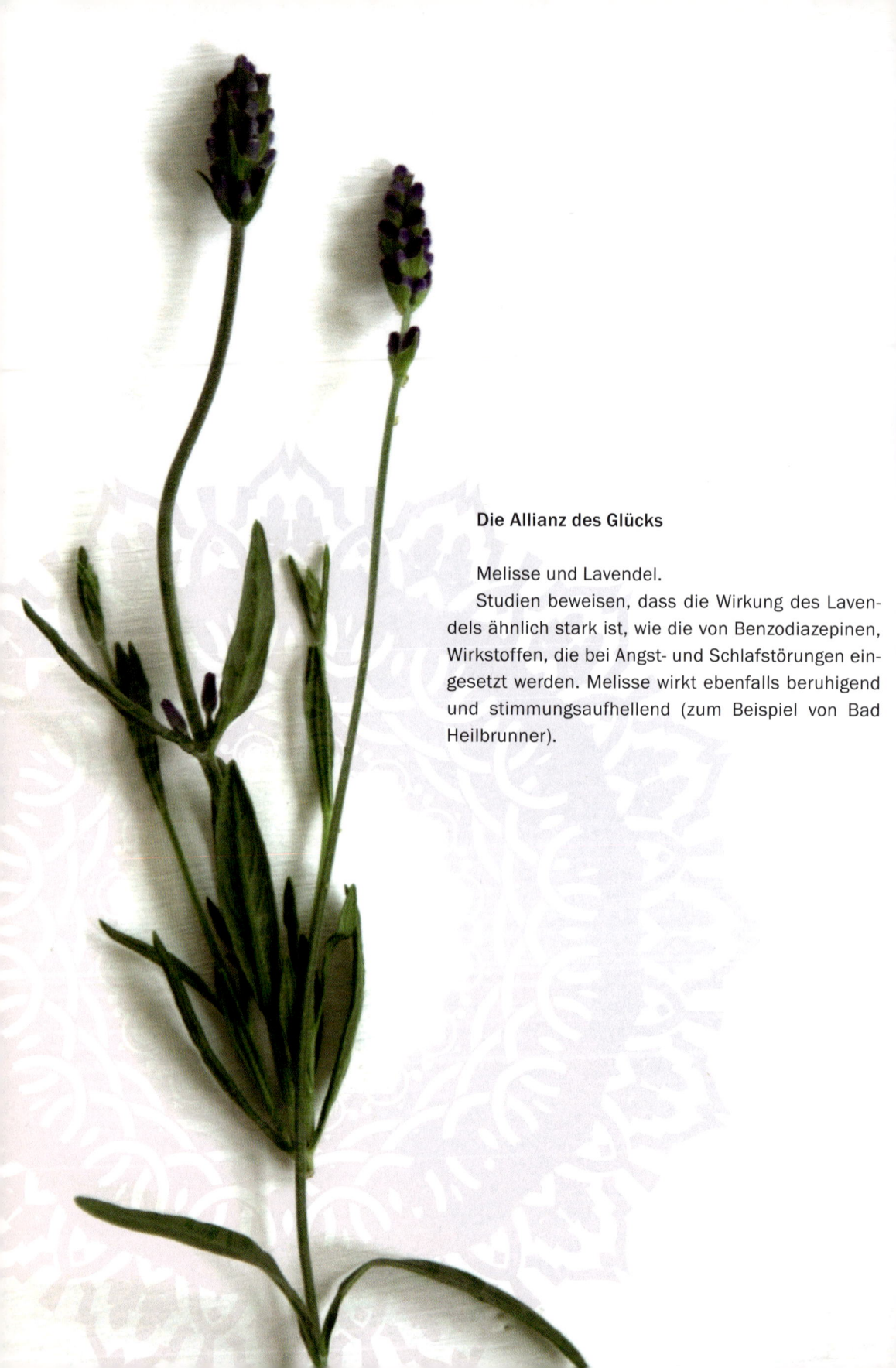

Die Allianz des Glücks

Melisse und Lavendel.

Studien beweisen, dass die Wirkung des Lavendels ähnlich stark ist, wie die von Benzodiazepinen, Wirkstoffen, die bei Angst- und Schlafstörungen eingesetzt werden. Melisse wirkt ebenfalls beruhigend und stimmungsaufhellend (zum Beispiel von Bad Heilbrunner).

TAG 19

Wir nähern uns dem großen Finale. Doch nicht, ohne vorher das wichtigste Werkzeug des Glücks noch einmal ins Spiel gebracht zu haben: den Atem.

Kleine Signalschule – oder der Atem als Orakel

Die wichtigste Antenne für Störfaktoren oder Unwohlsein ist Ihr Atem. Wenn Sie permanent das Bedürfnis verspüren, tief durchatmen zu müssen, lastet ein Druck auf Ihnen, irgendetwas in der Situation stimmt nicht. Versuchen Sie zu ergründen, was es ist. Vergleichen Sie Ihr Verhalten mit dem, wenn Sie mit einer Person sprechen, mit der sie sich rundherum wohlfühlen. Aufregung beim Kennenlernen ist völlig normal, doch diese Aufregung sollte sich nach ein paar Tagen legen, Vertrauen aufgebaut sein, ansonsten kann man davon ausgehen, dass die Beziehung nicht auf Augenhöhe und gleichstarkem Interesse aufgebaut ist. Wenn Sie einer Person gegenüber permanent das Gefühl haben, nicht atmen zu können, wäre es ratsam, keine zu innige Beziehung zu dieser Person einzugehen. Ihr Körper drückt Unwohlsein aus, lange bevor Sie es in Worte fassen können. Dasselbe Prinzip gilt nicht nur für Personen, sondern auch für Handlungen. Wenn Sie etwas kaufen möchten und unglücklich aufgeregt sind, lassen Sie es lieber. Schlafen Sie noch einmal eine Nacht darüber. Was wollte Ihr Körper Ihnen mit seiner Reaktion sagen? Nicht das richtige Produkt? Zu teuer? Zu wenig Qualität? Bei allem, was Sie tun, zeigt Ihr Körper Ihnen den Grad des Einklangs mit Ihrem Unterbewusstsein in Form von Verspannung oder Entspannung an. Bei dem leisesten Zweifel schlägt Ihre Atmung Alarm. Sie müssen nur kurz in sich hineinfühlen und Ihr Körper gibt Ihnen eine verlässliche Antwort.

TAG 20

Der Schlüssel zum Glück – die Vergebung

Kommen wir nun zu einem kleinen, aber wichtigen Schritt, ohne den die Wirksamkeit des Glücksvertrages immens eingeschränkt wäre. Wir sind bei dem Thema Schuld. Sicherlich haben viele Menschen Schicksalsschläge in ihrem Leben erlitten, bei denen definitiv ein Schuldiger zu finden wäre. Doch meistens ist ein Mangel aus Optimismus und fehlender Energie und Bezug zu uns selbst der Schuldige – Gründe, warum wir Menschen, die uns nicht gut tun, überhaupt erst so nah an uns herangelassen haben. Das Prinzip heißt im Fachjargon der Psychologie übrigens »fundamentaler Attributionsfehler«. Wenn einem Menschen Gutes widerfährt, schreiben wir das uns selbst auf die Fahne. Wenn uns Schlechtes widerfährt, sind die anderen schuld. Grundsätzlich eine sinnvolle Erfindung im Masterplan der Evolution, denn dieser Selbstschutz soll uns vor unnötigem Zweifel und damit vor Stagnation schützen. Sehen Sie? Bereits hier – im Planungsbuch der Menschheitsgeschichte ist der Grundstein für fließende Energien gelegt. Zugegeben beisst sich hier die Katze eventuell in den Schwanz, denn wie soll jemand, der Schlechtes erlebt hat, einfach mal so optimistisch sein? Einfach mal so ist damit auch nicht gemeint. Wir haben darüber bereits gesprochen: Man kann die Gedanken und ihre Grundeinstellung umprogrammieren. Ein Prozess, der etwas dauert, aber es ist möglich. Und genau so wollen wir auch mit dem Thema Schuld umgehen. Zu vergeben ist ein großartiger Weg, sich selbst zu heilen. Denn wenn wir unsere Vergangenheit nicht loslassen, leiden wir unterbewusst an den Erinnerungen. Im Grunde ist Vergebung ein Gefallen, den wir uns selbst tun, denn nur wenn wir die Fesseln der Vergangenheit abstreifen, sind wir bereit, die Zukunft zu betreten. Studien der Mayo Clinic, Florida, USA, haben ergeben, dass Menschen, die an negative Erlebnisse in ihrer Vergangenheit denken, weniger konzentriert arbeiten und Blutdruck und Pulsfrequenz erhöht sind, ein Zustand, der langfristig krank macht. Ein Forscherteam um Dr. James Carson der Duke Universität North Carolina hat nachgewiesen, dass Vergebung chronische Rückenschmerzen und Depressionen lindern kann. Es gibt also viele gute Gründe zu vergeben, sowohl Menschen, die einem Verletzungen zugefügt haben, als auch uns selbst eigene Fehler zu vergeben.

Sie haben bereits einen Großteil der Vergebensarbeit geleistet, indem Sie die Blätter mit schlechten Erinnerungen gefüllt und verbrannt haben. Nun wollen wir noch einmal kurz zu den vermeintlichen Hauptschuldigen zurückkommen. Wer auch immer es ist, der Ihrer Meinung nach für schlechte Stimmung sorgt oder eventuell sogar Ihr Leben verpfuscht hat: Schließen Sie nun die Augen und vergeben Sie ihm/ihr. Wenn Sie sich dabei vorstellen, dass jeder Mensch immer nur so klug handelt, wie er eben kann, fällt es etwas leichter zu verzeihen. Und dann denken Sie daran, dass Sie diesem Menschen verzeihen, weil SIE keine Lust mehr haben, Ihre kostbaren Gedanken, die Sie brauchen, um sich eine positive Zukunft zu gestalten, mit diesen negativen Energien zu blockieren. Versuchen Sie nicht weiter, Schuldige ausfindig zu machen, sondern nehmen Sie die Zügel für Ihr Leben in die Hand und sagen Sie sich: »Ich werde das Beste daraus machen, mit allen mir zur Verfügung stehenden Mitteln.« Visualisieren Sie nun diesen Menschen vor Ihrem inneren Auge und formulieren Sie laut oder stumm den Satz: »Ich vergebe Dir.«

TAG 21

Und jetzt ist es Zeit für den Glücksvertrag. Sie haben alle Stufen der Vorbereitung gemeistert, sind entspannt und energiegeladen zugleich, bereit, ein neues, glücklicheres Leben zu starten. Ab sofort.

Auf der nächsten Seite finden Sie eine Grafik. Ein sogenanntes Yantra (Sanskrit »Stütze«) – ein rituelles Diagramm, das die Elemente der Harmonie symbolisiert und die Wunschkraft verstärkt.

Ebenfalls auf der folgenden Doppelseite finden Sie Ihren Glücksvertrag. Am besten kopieren Sie beide Seiten je einmal. Dann wählen Sie einen Abend besonderer Ruhe und unterschreiben den Glücksvertrag. Es hilft, ein bisschen Stimmung zu erzeugen, die es leichter macht, sich auf Ihren Wunsch zu konzentrieren. Vielleicht setzen Sie sich an Ihren neuen Altar, zünden etwas Räucherwerk oder einfach Ihre Lavendelkerze an und stimmen sich auf Ihren Wunsch ein. Versuchen Sie sich was auch immer es ist, vor Augen zu führen. Wie sieht es aus, wenn Sie XY erreicht haben? Wenn Sie das Gefühl haben, so weit zu sein, unterschreiben Sie den Vertrag mit Ihrem Namen und falten das Blatt ein paar Mal, sodass es sich gut in der Mitte des Yantras platzieren lässt. Dann legen Sie es in die Mitte des Yantras. Und auch das Blatt, auf dem Sie Ihre Träume notiert haben, kommt jetzt wieder ins Spiel und wird hier ebenfalls platziert. Ab nun heißt es 30 bis 45 Tage lang dranbleiben. Das bedeutet, jeden Morgen und jeden Abend die Hände, als würden Sie sie über einem Lagerfeuer wärmen – über Ihren Vertrag halten, Ihren Wunsch visualisieren und etwa drei Minuten in dieser Vorstellung verharren. Nach den 30 bis 45 Tagen nehmen Sie beide Blätter und verbrennen sie. Lösen Sie sich mit diesem Ritual von Ihrem Wunsch, in der festen Überzeugung, dass Sie nun auf spiritueller Ebene alles dafür getan haben.

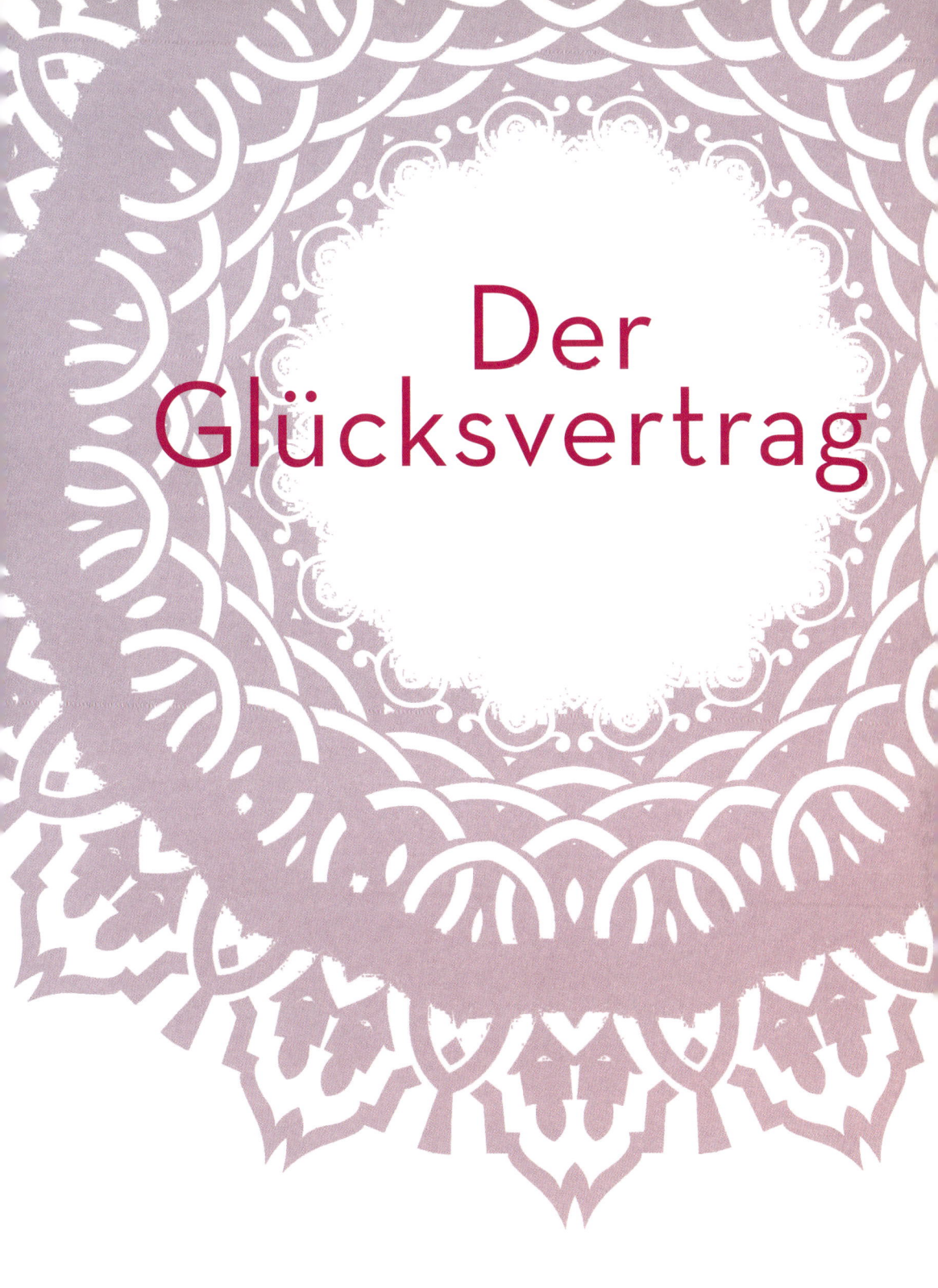

Der Glücksvertrag

Der Glücksvertrag

Ab heute vertraue ich mir von ganzem Herzen und erkläre hiermit, dass ich glücklich bin, unbeschwert lebe, gesund und sicher bin, dass ich lieben kann und geliebt werde. Ich bin dankbar und glücklich, dass nun mein Wunsch in Erfüllung gegangen ist.

Unterschrift

Pantha Yantra

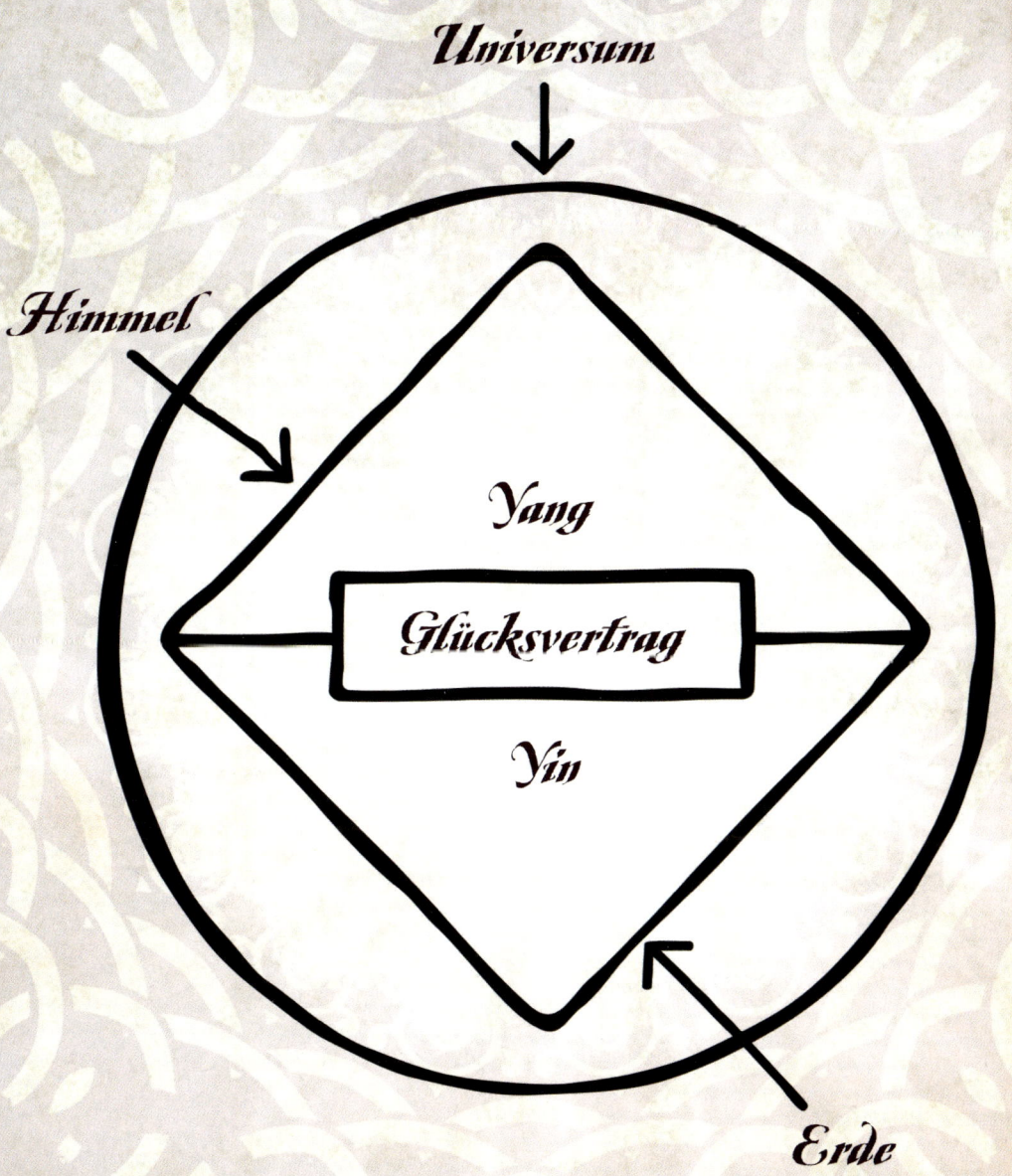

Universum

Himmel

Yang

Glücksvertrag

Yin

Erde

Zum Schluss möchten wir Ihnen noch ein Rezept ausstellen. Mit diesen sieben Punkten tragen Sie den Geheimcode des Glücks immer bei sich. Wenn Sie jeden Tag berücksichtigen, was auf Ihrem Rezept steht, verfestigen Sie das Glück, das Ihnen das Projekt bis jetzt gebracht hat. Irgendwann werden die Rituale und Informationen eins mit Ihnen werden und Sie müssen sich um die Umsetzung keine Gedanken mehr machen.

Das Glücksrezept

1. Meditation mit Glücksvertrag.
2. Das Gebet der Überzeugung.
3. Der Sonnengruß.
4. Lächelmeditation zum Einschlafen.
5. Ernährungstipps berücksichtigen.
6. Auf den Wegweiser Atem achten.
7. Bewegung ins Lebens bringen (Yoga oder andere Sportarten).

Wir wünschen Ihnen von Herzen alles Gute auf Ihrem Weg.

Literaturtipps

Autobiographie eines Yogi, von Prahamahansa Yogananda,
Self Realization Fellowship, ISBN 0876120877, ca. 1,90 Euro

Towards the silver crest of Himalayas, von G.K. Pradhan,
Bharatiya Vidya Bhavan, ASIN: B003VQO0SI

Das Geheimnis von Shambala, von James Redfield,
Ullstein Taschenbuch, ISBN 3548741185

Shift: Der Augenblick in dem sich alles ändert, von Wayne Dyer,
Allegria, ISBN 3793421813

Keine Ausreden, von Wayne Dyer, Goldmann,
ISBN 3442219051

Die sieben geistigen Gesetze des Erfolgs, von Dr. Deepak Choprah,
Ullstein Taschenbuch, ISBN 3548740944

Die heilende Kraft: Quantam Healing, von Dr. Deepak Chopra,
Driediger, ISBN 3932130251

Erkenne den Reichtum in Dir, von Bob Procter, Life Success Media
GmbH, ISBN 3902114231

LOGI-Methode

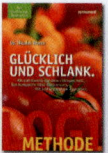

LOGI-METHODE.
Glücklich und schlank.
Mit viel Eiweiß und dem richtigen Fett.
Das komplette LOGI-Basiswissen.
Mit umfangreichem Rezeptteil.
Dr. Nicolai Worm
978-3-927372-26-9   **19,90 €**

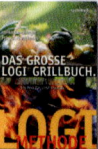

LOGI-METHODE.
Das große LOGI-Grillbuch.
120 heiß geliebte Grillrezepte
rund um Gemüse, Fisch und Fleisch.
Ein Fest für LOGI-Freunde.
Heike Lemberger | Franca Mangiameli
978-3-942772-12-9   **19,99 €**

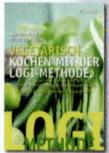

LOGI-METHODE.
Vegetarisch kochen mit
der LOGI-Methode.
LOGI ohne Fisch und Fleisch?
Na klar! 80 innovative und kreative
LOGI-Veggie-Rezepte.
Wenige Kohlenhydrate – glutenfrei!
Susanne Thiel | Dr. Nicolai Worm
978-3-927372-80-1   **19,95 €**

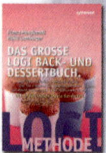

LOGI-METHODE.
Das große LOGI-Back- und
Dessertbuch.
Über 100 raffinierte Dessertrezepte,
die Sie niemals für möglich gehalten
hätten. So macht Leben nach LOGI
noch mehr Spaß!
Mit ausführlichem Stevia-Extrakapitel.
Franca Mangiameli | Heike Lemberger
978-3-927372-66-5   **19,95 €**

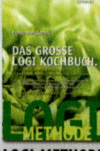

LOGI-METHODE.
Das große LOGI-Kochbuch.
120 raffinierte Rezepte zur Ernährungs-
revolution von Dr. Nicolai Worm.
Mit exklusiven LOGI-Kompositionen
der Spitzenköche Alfons Schuhbeck,
Vincent Klink, Ralf Zacherl, Christian
Henze und Andreas Gerlach.
Franca Mangiameli
978-3-927372-29-0   **19,95 €**

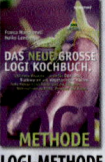

LOGI-METHODE.
Das neue große LOGI-Kochbuch.
120 neue Rezepte – auch für Desserts,
Backwaren und vegetarische Küche.
Jede Menge LOGI-Tricks und die klügsten
Alternativen zu Pizza, Pommes und Pasta.
Franca Mangiameli | Heike Lemberger
978-3-927372-44-3   **19,95 €**

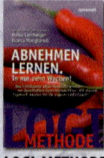

LOGI-METHODE.
Abnehmen lernen.
In nur zehn Wochen!
Das intelligente LOGI-Power-Programm
zur dauerhaften Gewichtsreduktion.
Mit diesem Tagebuch werden Sie Ihr
eigener LOGI-Coach!
Heike Lemberger | Franca Mangiameli
978-3-927372-46-7   **18,95 €**

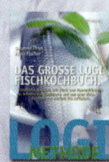

LOGI-METHODE.
Das große LOGI-Fischkochbuch.
Köstliche Gerichte mit Fisch und Meeres-
früchten aus heimischen Gewässern und
aus aller Welt.
Susanne Thiel | Anna Fischer
978-3-942772-07-5   **19,99 €**

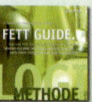

LOGI-METHODE.
Fett Guide.
Wie viel Fett ist gesund? Welches
Fett wofür? Tabellen mit über 500
Lebensmitteln, bewertet nach ihrem
Fettgehalt und ihrer Fettqualität.
Heike Lemberger
Ulrike Gonder | Dr. Nicolai Worm
978-3-942772-09-9   **9,99 €**

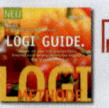

LOGI-METHODE.
LOGI-Guide.
Tabellen mit über 500 Lebensmitteln,
bewertet nach ihrem glykämischen Index
und ihrer glykämischen Last.
Franca Mangiameli
Dr. Nicolai Worm | Andra Knauer
978-3-942772-02-0   **6,99 €**

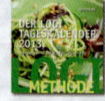

LOGI-METHODE.
Der LOGI-Tageskalender 2013.
Rezepte und Tricks für jeden Tag.
978-3-942772-18-1   **15,99 €**

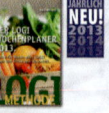

LOGI-METHODE.
Der LOGI-Wochenplaner 2013.
Woche für Woche alles LOGI!
Tipps und Tricks und Übersicht.
978-3-942772-19-8   **9,99 €**

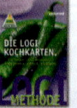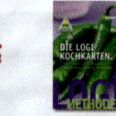

LOGI-METHODE.
Die LOGI-Kochkarten.
Die besten LOGI-Rezepte.
Einfallsreich, einfach, preiswert.
978-3-927372-45-0   **17,95 €**

Über eine halbe Million Leser kauften LOGI-Bücher! Damit ist Dr. Nicolai Worms LOGI-Methode eine der erfolgreichsten Ernährungs-ratgeber-Reihen auf dem Markt.

Dr. oec. troph. Nicolai Worm ist ein im gesamten deutschen Sprachraum bekannter Ernährungswissenschaftler. Nach seinem Studium der Oecotrophologie in München und seiner Promotion an der Universität in Gießen lag sein Forschungsschwerpunkt im Bereich Ernährung und Herzinfarkt. Die Fachwelt kennt ihn u. a. für seine kritische Position in der Cholesterindiskussion und durch seine Lehrtätigkeit im Bereich Sporternährung. Nicolai Worm hat zahlreiche Bücher, Broschüren und Fachartikel verfasst und ist zusätzlich durch seine Radio- und TV-Auftritte sowie durch seine ARD-Sendereihe »Ernährungswissenschaft für den Hausgebrauch« auch dem Publikum vertraut geworden.

Seit 2009 ist er Professor an der Deutschen Hochschule für Prävention und Gesundheitsmanagement (DHPG).

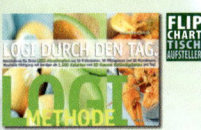
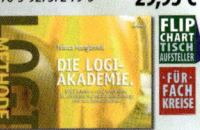
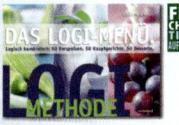
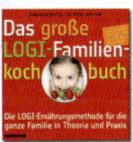
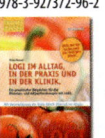
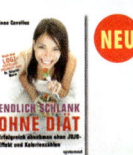
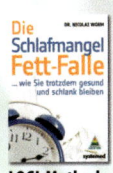
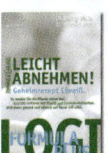
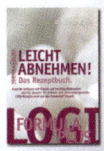
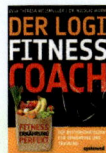
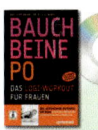
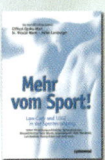
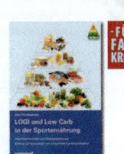
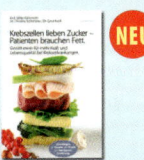
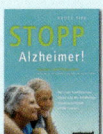
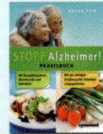
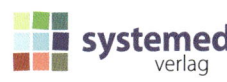

Yoga

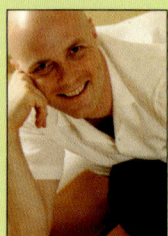

Trendthema Yoga im systemed Verlag: auch mit wenig Zeit zum perfekten Übungsergebnis. Mit Brahmadev Marcel Anders-Hoepgen.

Brahmadev Marcel Anders-Hoepgen praktiziert Yoga und Meditationstechniken schon seit früher Kindheit. Nach dem Studium der Musik konzertierte er viele Jahre als klassischer Gitarrist. Yoga und Meditation halfen ihm sehr bei dem Umgang mit Stress und Lampenfieber. Sein Verlangen, diese Lehre in ihrer Tiefe zu ergründen wurde so groß, dass er seinen Beruf als Musiker aufgab und der Einladung seines Gurus Shri Yogi Hari folgte, bei ihm zu leben und zu lernen.

Seitdem widmet er sein ganzes Leben dem Yoga. 2004 verlieh ihm Shri Yogi Hari den Titel »Sampoorna Yoga Meister«.

Brahmadev Marcel Anders-Hoepgen aus der Schule Shri Yogi Haris ist eine der einflussreichsten Persönlichkeiten im Sampoorna Hatha Yoga. Im systemed Verlag erscheint ein breites Spektrum seiner Lehrmaterialien in Buchform, auf DVD und auf CD.

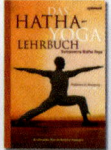

Das Hatha Yoga Lehrbuch.
Sampoorna Hatha Yoga, Perfektion in Bewegung. Die 150 schönsten Übungen.
Marcel Anders-Hoepgen
978-3-927372-53-5 **29,95 €**

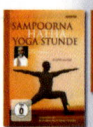 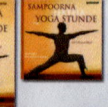

· **Sampoorna Hatha Yoga Stunde** (DVD)
978-3-927372-64-1 **17,95 €**
· **Sampoorna Hatha Yoga Stunde** (CD)
978-3-927372-65-8 **14,95 €**

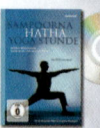

· **Sampoorna Hatha Yoga Stunde Stufe 2** (DVD)
978-3-942772-04-4 **17,95 €**

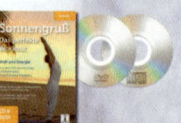

· **Sonnengruß, Teil 1** (DVD + CD)
Das perfekte Workout
978-3-927372-77-1 **16,95 €**

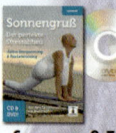

· **Sonnengruß, Teil 2** (DVD + CD)
Der perfekte Stressabbau
978-3-927372-97-9 **16,95 €**

· **Augenentspannung** (CD)
978-3-927372-71-9 **8,95 €**
· **Gleichgewicht** (CD)
978-3-927372-72-6 **8,95 €**
· **Nackenentspannung** (CD)
978-3-927372-70-2 **8,95 €**
· **Oberen Rücken stärken** (CD)
978-3-927372-73-3 **8,95 €**
· **Unteren Rücken stärken** (CD)
978-3-927372-74-0 **8,95 €**
· **Bauchmuskulatur stärken** (CD)
978-3-927372-75-7 **8,95 €**

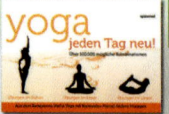

Yoga: Jeden Tag neu!
Über 100.000 mögliche Kombinationen für Übungseinheiten à 5 bis 10 Minuten.
Marcel Anders-Hoepgen
978-3-927372-69-6 **28,00 €**

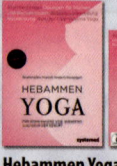 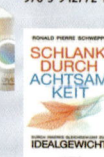

Hebammen Yoga
Übungen zur Geburtsvorbereitung und Rückbildung. Inkl. *Mantra-Audio-CD*.
Marcel Anders-Hoepgen
978-3-927372-99-3 **19,99 €**

· **Hebammen Yoga** (Doppel-DVD)
Übungen zur Geburtsvorbereitung und Rückbildung.
978-3-942772-03-7 **16,95 €**

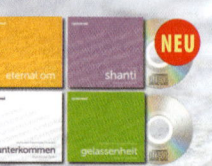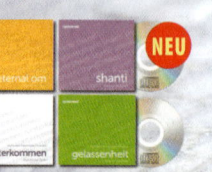

Nada-Yoga-Musik-Reihe
· **Shanti** (CD)
978-3-942772-29-7 **12,99 €**
· **Gelassenheit** (CD)
978-3-942772-15-0 **12,99 €**
· **Eternal OM** (CD)
978-3-942772-16-7 **12,99 €**
· **Runterkommen** (CD)
978-3-942772-17-4 **12,99 €**

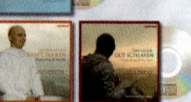

· **Besser schlafen.** (CD)
Entspannung für die Nacht.
978-3-942772-25-9 **12,99 €**
· **Gut schlafen.** (CD)
Entspannung für die Nacht.
978-3-927372-62-7 **9,95 €**
· **Kraft tanken.** (CD)
Entspannung für den Tag.
978-3-927372-61-0 **9,95 €**

ERSCHEINT SEPTEMBER 2012 VORBESTELLBAR AB SOFORT!

Der Glücksvertrag
Das 21-Tage-Programm. Ein glückliches Leben in Balance dank einer Formel aus Psychologie und fernöstlicher Heilkunst. *Inklusive DVD.*
Gela Brüggemann | Ashish Mehta
978-3-942772-14-3 **19,99 €**

Schlank durch Achtsamkeit.
Durch inneres Gleichgewicht zum Idealgewicht
Ronald Pierre Schweppe
978-3-942772-00-6 **14,95 €**

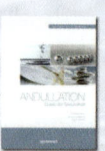

Andullation Quelle der Gesundheit
Einfache Wege gesund zu werden und zu bleiben
Birgit Frohn | Prof. Dr. Roland Stutz
978-3-942772-20-4 **18,99 €**

Mehr Infos zum Programm, zu den Autoren und zu weiteren Neuerscheinungen finden Sie im Internet auf www.systemed.de.

Gesundheit

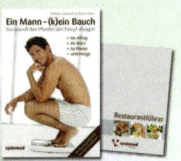

Ein Mann – (k)ein Bauch
Genussvoll den Pfunden den Kampf
ansagen: im Alltag, im Büro, zu Hause
und unterwegs. Mit Restaurantführer
zum Herausnehmen.
Barbara Gassert | Petra Linné
978-3-927372-82-5   **15,95 €**

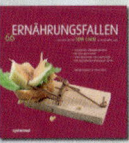

**66 Ernährungsfallen
... und wie sie mit Low-Carb
zu vermeiden sind.**
- in typischen Alltagssituationen
- für Büro und Freizeit
- mit Einkaufsführer im Supermarkt
- mit ausführlichem Restaurant-Guide
Barbara Gassert | Petra Linné
978-3-927372-55-9   **15,95 €**

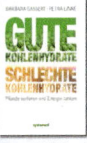

**Gute Kohlenhyrate –
schlechte Kohlenhydrate**
Pfunde verlieren und Energie tanken
Barbara Gassert | Petra Linné
978-3-927372-81-8   **12,95 €**

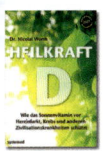

Heilkraft D.
Wie das Sonnenvitamin vor Herzinfarkt, Krebs und anderen Zivilisations-
krankheiten schützt.
Dr. Nicolai Worm
978-3-927372-47-4   **15,95 €**

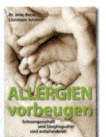

Allergien vorbeugen.
Schwangerschaft und Säuglingsalter
sind entscheidend!
Dr. Imke Reese | Christiane Schäfer
978-3-927372-50-4   **14,95 €**

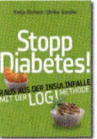

Stopp Diabetes!
Raus aus der Insulinfalle dank
der LOGI-Methode.
Katja Richert | Ulrike Gonder
978-3-927372-56-6   **16,95 €**

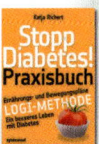

**Stopp Diabetes!
Praxisbuch.**
Ernährungs- und Bewegungspläne.
LOGI-Methode.
Ein besseres Leben mit Diabetes.
Katja Richert
978-3-942772-08-2   **16,99 €**

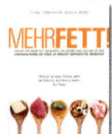

Mehr Fett!
Warum wir mehr Fett brauchen, um
gesund und schlank zu sein.
Ulrike Gonder | Dr. Nicolai Worm
978-3-927372-54-2   **19,95 €**

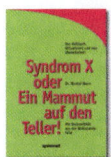

**Syndrom X oder
Ein Mammut auf den Teller!**
Mit Steinzeitdiät aus der Wohlstandsfalle.
Dr. Nicolai Worm
978-3-927372-23-8   **19,90 €**

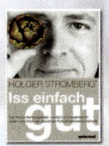

ERSCHEINT
NOVEMBER 2012
VORBESTELLBAR
AB SOFORT!

Iss einfach gut.
Das Prinzip Nahrungskette – sich mit
guten Lebensmitteln ausgewogen und
gesund ernähren.
Holger Stromberg
978-3-942772-28-0   **19,99 €**

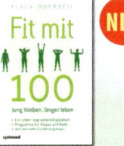 NEU

Fit mit 100
Jung bleiben, länger leben
· Ein Leben lang schlank & glücklich
· Programme für Körper und Seele
· 100 wertvolle Ernährungstipps
Klaus Oberbeil
978-3-927372-93-1   **14,99 €**

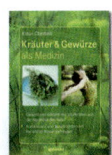

Kräuter & Gewürze als Medizin
· Gesund und schlank mit Vitalkräften aus
  der Apotheke der Natur.
Klaus Oberbeil
978-3-927372-92-4   **19,95 €**

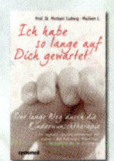 NEU

**Ich habe so lange
auf Dich gewartet!**
Der lange Weg durch die Kinderwunsch-
therapie. Ein Tagebuch – ärztlich
kommentiert und ergänzt – über
Hoffnungen, Misserfolge, Wegbegleiter
und das Wunschkind.
Prof. Dr. Michael Ludwig | Maileen L.
978-3-942772-11-2   **15,99 €**

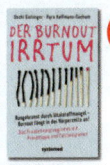 NEU

Der Burnout-Irrtum
Ausgebrannt durch Vitalstoffmangel –
Burnout fängt in der Körperzelle an!
Das Präventionsprogramm mit
Praxistipps und Fallbeispielen.
Uschi Eichinger | Kyra Hoffmann-Nachum
978-3-942772-06-8   **19,99 €**

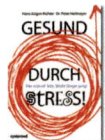

Gesund durch Stress!
Wer reizvoll lebt, bleibt länger jung!
Hans-Jürgen Richter | Dr. Peter Heilmeyer
978-3-927372-42-9   **15,95 €**

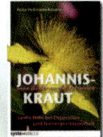

**Johanniskraut.
Wenn die Nerven verrückt
spielen.**
Sanfte Hilfe bei Depression und
Niedergeschlagenheit.
Anita Heßmann-Kosaris
978-3-927372-38-2   **10,95 €**

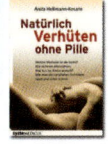

Natürlich verhüten ohne Pille.
Welche Methode ist die beste?
Alle sicheren Alternativen. Was tun bei
Kinderwunsch? Wie man die natürlichen
Techniken rasch und sicher erlernt.
Anita Heßmann-Kosaris
978-3-927372-63-4   **14,95 €**

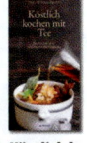

Köstlich kochen mit Tee.
Einfache und inspirierende Rezepte.
Tanja und Harry Bischof
978-3-927372-67-2   **18,95 €**

Yes, I can!
Erfolgreich schlank in 365 Schritten.
Dr. Ilona Bürgel
978-3-927372-51-1   **15,00 €**

systemed Verlag
Kastanienstraße 10
D-44534 Lünen
Telefon: 02306 63934
Fax: 02306 61460
faltin@systemed.de

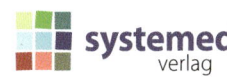

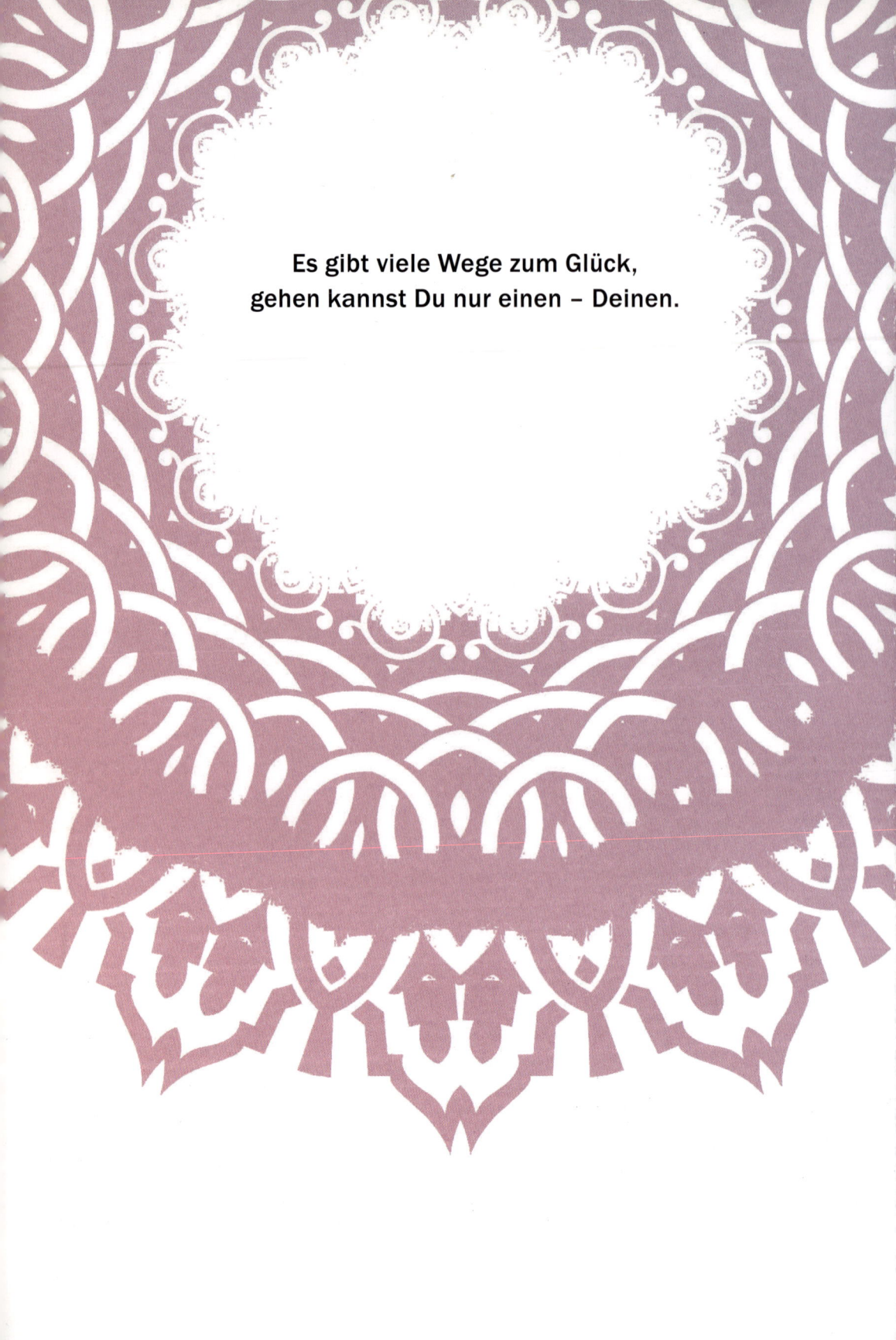

Es gibt viele Wege zum Glück,
gehen kannst Du nur einen – Deinen.